INSTITUTS DE FORMATION
EN SOINS INFIRMIERS ET
PROFESSIONS PARAMÉDICALES

SOINS INFIRMIERS EN PSYCHIATRIE

RÔLE PROPRE ET CAS CONCRETS

L. MARTIN • D. HEREDIA-GATEAU • H. SAVARIT
C. LE GALL • X. TRIBOLET • A. MERKILED
Collaboration J. GAUILLARD

sous la direction de
Serge TRIBOLET

L'ENTRETIEN PSYCHIATRIQUE • REPÈRES FONDAMENTAUX DE L'HOSPITALISATION • VISITES A DOMICILE • DIAGNOSTICS INFIRMIERS • SUICIDES ET AGITATIONS • CAS D'URGENCE • ÉTATS DÉPRESSIFS • ALCOOLISME • TOXICOMANIE • ANOREXIE MENTALE • DÉLIRE • PSYCHOPATHIE • SIDA • SÉNILITÉ-DÉMENCE • ACCOMPAGNEMENT DU MOURANT • LÉGISLATION : LES TEXTES

ÉDITIONS HEURES DE FRANCE
16, RUE DES VIGNETTES - 78770 THOIRY
Tél. (1) 34.87.54.42

Sous la direction de :

Docteur Serge TRIBOLET
Psychiatre - Assistant spécialiste
CH Sainte-Anne (Paris)

cet ouvrage a été écrit par :

Liliane MARTIN
Surveillante - CH Sainte-Anne (Paris)

Dominique HEREDIA-GATEAU
Infirmière - CH Sainte-Anne (Paris)

Henri SAVARIT
Infirmier - CH Sainte-Anne (Paris)

Christian LE GALL
Infirmier - CH Sainte-Anne (Paris)

Xavier TRIBOLET
Infirmier - Hôpital Belleville-sur-Saône (Rhône)

Alex MERKILED
Infirmier - CH Sainte-Anne (Paris)

Collaboration :

Docteur Jacques GAUILLARD
Interne DES Psychiatrie (Paris)

SOMMAIRE GÉNÉRAL

(un sommaire détaillé figure en tête de chaque chapitre)

INTRODUCTION

Jadis inscrite dans la vocation religieuse, la profession infirmière est reconnue depuis le décret du 27 juin 1922. L'arrêté du 3 février 1949 distingue les infirmiers psychiatriques qui ne peuvent exercer qu'en milieu psychiatrique et les infirmiers diplômés d'Etat. Le décret et les arrêtés du 23/3/1992 définissent le nouveau Diplôme d'Etat qui autorise la pratique infirmière sans limitation de domaine d'exercice. Le diplôme unique met fin au diplôme d'infirmier de secteur psychiatrique. Les écoles d'infirmières sont remplacées par les Instituts de Formation en Soins Infirmiers.

Du XIXe au début du XXe siècle, l'infirmier en milieu psychiatrique a essentiellement assuré la fonction de gardiennage. A l'aube du XXIe siècle, la profession est en pleine mutation. Bien qu'il soit confronté à une crise d'identité liée à de multiples facteurs, l'infirmier en secteur psychiatrique est devenu un élément central du dispositif de soins en santé mentale.

Nous sommes loin du règlement conçu par saint Vincent de Paul au XVIIe siècle pour les Dames de la Charité. « Elles auront, écrivait le religieux, pour monastère les maisons des malades, pour cellule une chambre de louage, [...], pour clôture l'obéissance, pour grille la crainte de Dieu, pour voile la sainte modestie, pour profession la confiance continuelle dans la Providence, l'offrande de tout ce qu'elles sont. »

Aujourd'hui les termes d'offrande de soi, d'abnégation, de foi, sont devenus désuets dans le domaine de la santé.

Lorsqu'on interroge l'infirmier sur la motivation de son choix professionnel, la réponse est souvent nuancée, ou vague. Pour certains la réponse est à rechercher dans l'inconscient, être infirmier peut représenter une forme de thérapeutique personnelle face à un problème psychologique enfoui dans la mémoire, refoulé dans l'inconscient. D'autres s'enflammeront sur le terme de « vocation » ; quelques-uns évoqueront le hasard, ou la nécessité... car il faut bien vivre. Et cependant...

Etre infirmier ne semble pas à la portée du premier venu. C'est pouvoir agir avec ce qu'il y a de plus subtil en soi et en les autres, la sensible condition humaine : avec sa santé, ses joies, ses misères, ses rires et ses larmes. Etre infirmier, c'est avant tout côtoyer, tous les jours l'un des espaces les plus intimes de l'homme : sa souffrance et sa nudité. Lorsque la santé se trouve fragilisée — santé physique ou mentale — le cours de la vie en est modifié, parfois menacé ; l'infirmier est là avec son vécu et sa façon d'appréhender et de faire appréhender la maladie. Les études n'enseignent pas à l'infirmier l'art et la manière de dispenser douceur et amour dans le soulagement de l'Autre. L'humilité et le respect de l'Autre s'acquièrent dans l'expérience de la détresse d'autrui.

Etre infirmier ne se limite pas à sonder, perfuser, piquer, panser... c'est avant tout l'implication de la double exigence du savoir-faire et du savoir-être. Le premier est enseigné dans les Instituts de Formation en Soins Infirmiers et se consolide avec l'expérience quotidienne. Le second nécessite une connaissance de soi et de l'autre.

Fruit d'une réflexion sur la pratique infirmière dans le domaine de la psychiatrie, cet ouvrage innove en proposant des conduites à tenir, des conseils pratiques, illustrés de cas concrets. Dans ces cas concrets, les diagnostics infirmiers et les démarches de soins proposés, loin d'être exhaustifs, doivent servir de base de réflexion à l'étudiant et peuvent être enrichis et présentés avec des variantes et des compléments. Il ne s'agit pas ici d'un ouvrage de théorie ou de sémiologie censées être connues du lecteur (1), mais de situations concrètes rencontrées fréquemment en psychiatrie, et auxquelles l'infirmier doit répondre par une attitude rigoureuse et souple à la fois.

Les auteurs sont infirmiers dans les différentes unités du secteur psychiatrique : service d'urgence, centre médico-psychologique, service hospitalier spécialisé et service d'hôpital général.

Seule l'expérience professionnelle leur permet d'aborder les questions dans la double perspective du savoir-faire et du savoir-être.

Le rôle propre de l'infirmier travaillant en milieu psychiatrique ne peut se concevoir sans cette double approche. Ce rôle propre fondamental dans le cadre du dispositif de soins en santé mentale ne signifie pas rôle indépendant. L'infirmier intervient en concertation avec les membres de l'équipe soignante (psychiatre, infirmiers, assistants sociaux...) dans toutes les phases du suivi psychiatrique permis par le dispositif de la sectorisation : l'accueil du patient et de sa famille, l'accompagnement pendant la durée de l'éventuel séjour en service hospitalier, la surveillance de l'observance thérapeutique, le suivi extra-hospitalier avec les visites à domicile, l'aide à la réinsertion socio-professionnelle, etc. Il est temps que soit connu concrètement le rôle propre de l'infirmier, cet ouvrage y participe. Connu pour être reconnu...

Dr Serge TRIBOLET

---

(1) Ouvrages de référence :
— « Psychiatrie de l'adulte », par Pierre André.
— « Guide pratique de psychiatrie », par S. Tribolet, C. Paradas.

SPÉCIFICITÉ DE L'ENTRETIEN INFIRMIER PSYCHIATRIQUE.

SPÉCIFICITÉ DE L'ENTRETIEN INFIRMIER PSYCHIATRIQUE. DIFFÉRENCE, COMPLÉMENTARITÉ AVEC L'ENTRETIEN MÉDICAL

LA PAROLE ET L'ÉCOUTE.

L'entretien infirmier psychiatrique implique que l'infirmier psychiatrique soit conscient de ses différentes fonctions et qu'il sache que la parole et l'écoute font partie de la relation de soin.

L'écoute infirmière est nécessaire au cours d'un soin ou d'une approche corporelle, notamment dans les moments de régression.

LA DISPONIBILITÉ.

Pour réaliser cet entretien, l'infirmier psychiatrique doit être capable de se rendre disponible, de trouver un lieu approprié et de prendre du recul par rapport à la vie quotidienne avec les patients.

LA SPÉCIFICITÉ.

L'entretien infirmier psychiatrique ne se substitue pas à l'entretien médical. Ne relèvent pas de l'entretien infirmier :
— La décision d'hospitalisation ni de sortie.
— Le pouvoir de prescription.
— Le diagnostic médical.
— L'entretien seul avec les familles.
— L'interprétation, réservée aux psychanalystes ou thérapeutes.

L'infirmier psychiatrique utilisera plutôt la reformulation pour comprendre la souffrance et l'histoire du patient.

L'entretien thérapeutique est réservé aux médecins. L'infirmier psychiatrique peut faire des entretiens à visée thérapeutique (suivi d'un patient — par exemple : notion d'infirmier référent).

La spécificité de l'entretien infirmier psychiatrique est qu'il n'est pas obligatoirement programmé et qu'il offre une écoute au moment où le patient vit ou manifeste une souffrance.

Exemple : dans certains cas d'agitation, une écoute infirmière peut apaiser le patient. Idem pour une angoisse, une insomnie ou des demandes multiples.

L'entretien infirmier est nécessaire car il joue un rôle de médiation et de temporisation avec l'entretien médical.

L'ANAMNÈSE.

L'entretien infirmier psychiatrique est un outil de travail qui fait partie de la prise en charge du patient. Il va apporter à l'infirmier des renseignements et des données intéressantes qui pourront être retransmises à l'équipe pluridisciplinaire.

Ci-dessous nous proposons un modèle permettant d'orienter l'anamnèse avec un recueil des données administratives, cliniques, évolutives (tableau I).

AU SERVICE D'URGENCE.

L'entretien infirmier au service d'urgence est ponctuel, obligatoire. Il a une fonction de dédramatisation, d'observation et doit permettre une évaluation de la demande du patient qui sera poursuivie par le médecin.

TABLEAU I : Recueil des données administratives, cliniques, évolutives.

I — MOTIF DE LA CONSULTATION.

— Social ....

— Plaintes somatiques ....

— Dépression ....

— Tentative de suicide (TS) ....

— Ordonnance ....

— Police Secours ....

— Ebriété ....

— Alcoolisme chronique ....

— Toxicomanie ....

— Anxiété ....

— Agitation ....

— Médico-légal ....

— Rejet ....

— Autres ....

II — LA SYMPTOMATOLOGIE.

— Correspond-elle aux motifs de la consultation ? Oui ☐ Non ☐

— Ebriété banale Oui ☐ Non ☐
pathologique : quel type ? ....

— Alcoolisme chronique majeur ....
d'appoint ....

— Toxicomanie prévalente ....
d'appoint ....

— Menaces hétéro-agressives ....
auto-agressives ....

— Irritabilité ....

— Excitation réactionnelle ....
utilitaire ....
d'aspect endogène ....

— Symptômes dépressifs ....

— Plaintes somatiques ....

— Anxiété ....

— Troubles des conduites alimentaires ....

— Débilité intellectuelle ....

— Désarroi social ....

— Tentative de suicide (TS) ....

— Risque de récidive de T.S. ....

III — ANTÉCÉDENTS.

a) Familiaux.

— Profession du père ....
de la mère ....

— Nombre de frères et sœurs ....

— Dissociation familiale :
• Séparation des parents ....
• Abandon ....

— Antécédents psychiatriques du père ....
de la mère ....
dans la lignée paternelle ....
dans la lignée maternelle ....
dans la fratrie ....
autres ....

— Précisions éventuelles ....
....
....
....

— Antécédents alcooliques ....

— Antécédents médico-légaux ....
Précisions éventuelles ....
....
....
....

— Appréciation du milieu social-éducatif :
• Rural ....
• Urbain ....
• Agricole ....
• Ouvrier ....
• Commerçant ....
• Fonctionnaire ....
• Libéral ....
• Marginal ....
• Transplanté ....
• Autre ....

b) Personnels.

— **Infantiles :**
• Epilepsie ....
• Troubles caractériels ....

— **Traumatiques :**
• Crâniens ....
• Accidents du travail ....
• Voie publique ....
• Autres ....

— **Sociaux :**
- Assistance publique ....
- Placements nourriciers ....
- Mesures éducatives :
  milieu ouvert ....
  Institution ....
  I.M.P. ....

— **Militaires :**
- Appelé ....
- Engagé ....
- Réformé :
  avant ....
  pendant ....
  cause ....
- Bon souvenir ....
- Mauvais souvenir ....

— **Professionnels :**
- En activité professionnelle Oui ☐ Non ☐
- Profession ....
- Depuis plus de 3 mois ....
- Depuis moins de 3 mois ....
- Profession unique ....
  multiple ....

— **Médico-légaux :**
- Mineurs ....
  Précisions éventuelles ....
  ....
- Prison :
  Durée ....
  Sursis ....
  Probation ....
- Hospitalisation d'office (HO) Oui ☐ Non ☐
  Nombre ....

— **Médico-psychiatriques :**
- T.S. médicamenteuse Oui ☐ Non ☐ Nombre ....
  autre Oui ☐ Non ☐ Nombre ....

— Alcoolisme prévalent ....
épisodique ....

— Toxicomanie prévalente ....
épisodique ....
- Fugues ....

- Hospitalisations psychiatriques :

  HDT Oui ☐ Non ☐ Nombre ....

  HO Oui ☐ Non ☐ Nombre ....
- Antécédents médicaux divers ....

  ....

IV — VIE SEXUELLE.

— Homosexualité :
- Prévalente ....
- Episodique ....

— Prostitution :
- Prévalente ....
- Episodique ....

— Travestissement ....

— Transexualisme ....

— Impuissance ....

— Frigidité ....

— Perversions ....

V — SOINS PROPOSÉS.

— En rapport avec la symptomatologie Oui ☐ Non ☐
- Pourquoi ....

  ....

— Hospitalisation psychiatrie ....
médecine ....

— Traitement ambulatoire ....
dispensaire ....
médecin traitant ....

— Foyer psychiatrique ....
non psychiatrique ....

— Psychothérapie ....

— Rejet ....

— Autre ....

— Soins acceptés ....

— Soins refusés ....
Motif ....
....
....

VI — PREMIER CONTACT AVEC UNE INSTANCE PSYCHIATRIQUE.

— Laquelle ? ....

— Age du sujet à ce moment ....

— Motif :

- Accès psychotique ....
- Accès névrotique ....
- Accès réactionnel ....
- Passage à l'acte ....
- Autres ....

— Conditions :

- Organisation du premier contact :
  famille ....
  juge ....
  police ....
  le sujet ....
  autres ....
- Aboutissement ....
  ....

— Histoire des hospitalisations :

- Identiques ....
- Différentes ....

— 1re hospitalisation :

- Age ....
- Motif ....
- Lieu ....
- Durée ....
- Résultat ....

— 2e hospitalisation :

- Age ....
- Motif ....
- Lieu ....
- Durée ....
- Résultat ....

— 3e hospitalisation :

- Age ....
- Motif ....
- Lieu ....
- Durée ....
- Résultat ....

— Autres hospitalisations ou prises en charge ....
....
....
....

— Dernière hospitalisation ou prise en charge :
- Age ....
- Motif ....
- Lieu ....
- Durée ....
- Résultat ....

— Complications psychiatriques évolutives :
- Phases dépressives Oui ☐ Non ☐
  Précisions éventuelles (T.S., tentatives thérapeutiques) ....
  ....
  ....
- Etats psychotiques Oui ☐ Non ☐
  Précisions éventuelles ....
  ....
  ....
- Psychoses chroniques (schizo, parano, P.M.D.) ....
  ....
  ....

TROIS REPÈRES FONDAMENTAUX DE L'HOSPITALISATION

TROIS REPÈRES FONDAMENTAUX DE L'HOSPITALISATION

I — L'ACCUEIL.

1. Un temps essentiel.

L'accueil du patient dans le service de psychiatrie est un **temps essentiel de la prise en charge hospitalière.** Cet accueil se fait souvent dans une ambiance de méfiance, de réticence, voire d'hostilité du patient envers « le monde de la folie » que représente dans la symbolique collective « l'hôpital psychiatrique ».

Ainsi les possibilités de dialogue sont différentes selon que l'infirmier a à faire à un malade consentant, dont la coopération est immédiate ou inversement, à un malade amené contre son gré et hospitalisé à la demande d'un tiers (HDT) selon les termes de l'article L 333 du Code de la santé publique, ou hospitalisé d'office (HO) par décision préfectorale (article L 342).

L'infirmier d'accueil doit, au cours du premier entretien, tenter de se représenter le malade dans son milieu familial, social et professionnel, tout en évitant un questionnaire froid et indiscret qui risquerait d'accentuer le sentiment d'insécurité du patient.

2. Présentation du service.

— Les formalités administratives réglées, il faut, suivant l'état du malade, lui présenter les autres membres de l'équipe de soin, leur rôle et leurs disciplines respectives.

— Il est important ensuite de l'accompagner dans sa chambre, qui tout au long de son séjour sera un **repère dans l'espace du service.** Le séjour dans un service de psychiatrie n'est pas limité à la chambre, bien au contraire, mais elle reste cependant une référence ou se créera en particulier le climat psychologique, l'ambiance qui personnalisent le malade et où se dessinera la trame de son évolution. S'il est installé dans une chambre à plusieurs lits, il est indispensable de mettre les différents occupants en présence les uns des autres et de les présenter.

— Après un temps de repos, le patient pourra être sollicité une nouvelle fois, afin de lui faire visiter le reste du service. Préciser les heures de repas, faire la description d'une journée type et fixer les lieux, où, s'il en a besoin, les contacts avec les soignants sont possibles.

— Au cours de l'installation, le soignant doit vérifier que l'entrant ne manque de rien, mais aussi qu'il n'est pas en possession d'objets avec lesquels il pourrait attenter à ses jours (dépression sévère par exemple). Il fera une observation succincte de l'aspect d'ensemble, physique et comportemental, du malade et ouvrira dès que possible une feuille de courbes : température, tension artérielle, etc.

— Si le malade est accompagné par un (ou des) membre(s) de sa famille, l'infirmière d'accueil, ou un autre membre de l'équipe amorcera une relation dont le but sera, peut-être, d'avoir des informations complémentaires. La préoccupation sera en tout cas, dans un premier temps, de rassurer s'il en est besoin, en expliquant succinctement comment fonctionne le service, quelles sont les heures de visites, etc.

II — LES REPAS.

1. Moments thérapeutiques.

Le rôle d'observation, d'assistance et d'accompagnement au cours des repas est primordial dans la fonction infirmière.

En dehors de l'hôpital, les repas sont des **temps forts de vie commune.** Ils veulent et peuvent favoriser les communications.

La prise des repas, en milieu psychiatrique, en fonction des troubles comportementaux qui s'y manifestent, peut être (doit être) **un moment thérapeutique particulièrement privilégié d'observation mais aussi d'assistance.**

2. L'observation.

a) Le repas constitue un moment privilégié pour l'observation :
— de la capacité d'insertion au groupe de la table ;
— de la manière de s'installer à table ;
— de la possibilité de respecter un ordre de service ;
— des rapports avec le voisinage ;
— de l'allure plus ou moins accélérée de son alimentation ;
— de la réticence, la méfiance ou le refus systématique de toute nourriture ;
— de la propreté, du maniérisme ou au contraire de la perte des nécessités sociales.

b) Souvent indirecte, car non formulée verbalement, l'aide ou l'assistance que le patient sollicite est très intriquée et découle, presque naturellement, dans la conduite infirmière, des observations, discrètes, que fait le soignant. Il est évident que cette tâche ne peut être efficace qu'au travers d'une participation active de la part du soignant, participation nuancée, respectueuse de la personne des malades, et adaptée à chaque situation.

3. L'accompagnement.

a) Rassurer.

Le patient dépressif a souvent besoin d'être invité et rassuré, parfois avec insistance, pour passer à table. Suivant l'intensité des troubles et leur mode d'expression, il est quelquefois nécessaire de chercher à le convaincre : de la qualité des aliments, de leur fraîcheur, de leur provenance, etc. D'autres fois, une persuasion souple, tenace et explicative doit être employée pour faire accepter une alimentation que d'éventuelles idées d'indignité (fréquentes dans la mélancolie) interdisent. A l'opposé, d'autres patients appellent une attitude de retenue, de réglementation même, qu'il s'agisse de l'abondance, de l'heure, du rythme ou de l'ordre du repas.

b) Repères.

Dès son admission le patient doit être informé suivant sa pathologie, dès que son état de santé lui permet de l'entendre, des horaires des repas et des lieux où ils se prennent. Peut-être sera-t-il bon de l'accompagner au début (dans les cas de désorientation, quelle qu'en soit l'origine, il faudra parfois poursuivre l'accompagnement, voire même l'assistance, ou l'aide, au cours du repas).

c) Le cadre.

Une salle à manger spacieuse, bien éclairée, agréablement décorée contribue à créer un climat accueillant.

Un couvert plaisant, dressé sur des tables permettant de recevoir un nombre restreint (quatre, pas plus) de malades, ajoute une note d'intimité au caractère de contact et d'échange recherché. D'autant plus que le soignant doit, en cas de nécessité veiller à placer les malades en fonction de leurs affinités et non pas n'importe comment.

La présentation des plats et le rythme du service ont leur importance. Il faut proscrire les plateaux tout préparés sur lesquels sont présentés globalement : « entrée, plat de consistance, salade et dessert ». Ils facilitent, bien sûr, les tâches astreignantes de répartition mais suppriment, en même temps, les possibilités de surveillance des comportements et des conduites alimentaires pathologiques de certains patients.

d) Cas particulier du « repas thérapeutique ».

Le « repas thérapeutique » est une prescription médicale dans le cadre d'une démarche psychothérapique précise. Là, l'infirmier mange « en même temps » (et non pas « avec » le patient), donnant ainsi toute sa dimension d'intensité relationnelle à la fonction d'accompagnement. Les enjeux du « repas thérapeutique » sont nombreux, entrant dans le registre des thérapies institutionnelles (dont l'étude fait l'objet d'autres ouvrages). Cette action infirmière nécessite une grande concertation dans le groupe soignant et une réflexion pour une meilleure connaissance du malade dans ses désirs et dans ses réactions. Elle implique donc une disponibilité de la part du soignant chargé de cette thérapie, afin d'en infléchir positivement, dès le départ, l'aboutissement.

e) Cas particulier des repas pris isolément.

Dans certains cas, les repas sont pris isolément, c'est-à-dire dans la chambre du patient, par exemple lorsque le malade est agité, ou lors d'une sédation importante due à l'instauration d'un traitement psychotrope, ou encore lorsqu'un patient est sous perfusion. Ces patients nécessitent une assistance et un accompagnement plus soutenus :

— une prise en charge plus individualisée, plus sécurisante et éloignée d'une activité collective qui, bien que normale, peut entraîner une augmentation de l'agitation, cela pour le premier cas ;
— une surveillance et une aide plus spécifiquement infirmière dans les deux autres cas (risque d'éventuelles fausses routes chez le malade un peu endormi, d'accident veineux chez celui qui est perfusé).

f) Les régimes.

L'infirmier doit veiller scrupuleusement au respect rigoureux des régimes alimentaires, prescrits par le médecin.

Il peut être attentif aussi aux règles exigées par la culture ou la religion du patient (juifs, musulmans...).

III — LE COUCHER.

1. L'attitude infirmière.

L'attitude infirmière avec les malades, au moment du coucher et au cours de la nuit est **fonction des différents comportements signalés** par les équipes de jour et observés par le soignant de nuit.

En psychiatrie le souci du repos du malade est constant car le sommeil des hospitalisés est très fréquemment perturbé, soit en qualité, soit en durée. Il est parfois (dans la démence sénile par exemple) complètement inversé.

Davantage encore que pour les repas, l'attitude infirmière consistera à individualiser le plus possible, l'approche du malade hospitalisé, dans le but d'obtenir une meilleure observation et une assistance plus efficace.

Un climat d'agitation rend difficile, voire impossible cette approche plus personnalisée. Le rôle primordial du soignant de veille est donc de **créer, un peu avant le moment du coucher, une ambiance de groupe favorable à la détente,** par son calme personnel et sa disponibilité, mais aussi par sa surveillance et son contrôle de la vie du service. En effet, il faut éviter certaines manifestations ou certains bruits stressants : jeux de société bruyants, télévision trop forte, claquements de portes, lumière violente, sonneries de téléphone, résonance des pas dans les couloirs, etc.

La tâche essentielle de l'infirmier de nuit consiste, à ce moment-là à **déterminer le besoin de repos des malades** au même titre que le soignant chargé de l'animation des repas se doit de créer un climat favorable à leur alimentation et à leurs échanges.

2. L'accompagnement : écoute et disponibilité.

La période vespérale marque souvent la recrudescence d'une angoisse : angoisse d'une nuit longue, solitude, ennui, abandon, incertitude, etc. L'infirmier de nuit doit savoir reconnaître cet état.

Son attitude est alors naturellement axée sur l'écoute : la disponibilité et l'attention lui permettront de **réconforter** et de **tranquilliser.** Une approche humaine sobre mais attentive aidera plus efficacement le patient à trouver le repos que l'application trop facile de la prescription médicale notée sur la feuille de traitement sous la formule « en cas ou si besoin ». D'autant que même formulée par le patient, la demande du médicament cache le plus souvent une autre demande, beaucoup plus importante à faire exprimer.

L'approche de la nuit, la tombée du crépuscule, favorisent l'apparition ou la recrudescence de certains délires. Ici aussi, la surveillance ou l'observation ne sont qu'un aspect tout à fait insuffisant du rôle de l'infirmier de nuit. Sans une écoute et un accompagnement adaptés, la présence du soignant n'apporte rien d'autre qu'une référence réglementaire détentrice d'un pouvoir où l'affectivité est plus ou moins inexistante et la valeur thérapeutique bien limitée.

Si la perspective de cette partie du nycthémère est génératrice d'une accentuation ou d'une résurgence de certains troubles elle est aussi un temps très fort de possibilité de communication où l'approche du malade, c'est-à-dire l'« **écoute disponible** », est favorisée par la démarche personnelle du patient. L'accueillir dans cette démarche et l'entendre exprimer sa souffrance entraîne nécessairement pour lui un soulagement et un apaisement. Cette préoccupation de l'infirmier de veille est un élément essentiel du rôle propre infirmier.

3. Les tâches pratiques.

Cela dit, le soignant doit s'acquitter d'autres tâches plus pratiques au moment du coucher : dernière toilette des malades handicapés, administration des médicaments prescrits, surveillance des patients sous traitement intensif, etc. Il doit savoir où joindre l'interne de garde en cas de besoin.

Au cours de la nuit son rôle consiste non seulement à faire respecter le sommeil des malades endormis mais aussi à être présent au chevet de l'insomniaque, attentif à la bonne conduite des soins nécessités par certains soignés (perfusion par exemple) et soucieux de la propreté des incontinents.

4. Transcriptions et relève.

Vers la fin de son service il notera, dans le cahier de liaison, tous les événements et les différents comportements observés au moment du coucher et au cours de la nuit en précisant l'attitude adoptée dans telle ou telle situation et avec tel ou tel malade plus ou moins difficile ou plus ou moins perturbé. L'infirmier de veille est le maillon humain dont l'activité unit la journée hospitalière qui se termine à celle qui va suivre. Il n'y a pas d'interruption du temps. Il se passe donc nécessairement des choses entre le soir et le matin et ces choses doivent transparaître quelque part afin d'assurer une continuité favorable à un projet thérapeutique.

DIAGNOSTIC INFIRMIER

Christian LE GALL

DIAGNOSTIC INFIRMIER

Avant d'aborder les particularités des soins en psychiatrie, il a été jugé utile de rappeler les notions fondamentales du diagnostic infirmier, sans toutefois développer ce sujet qui fait l'objet d'ouvrages spécifiques.

La pratique du diagnostic infirmier est illustrée par les cas concrets présentés dans les chapitres suivants...

I — DÉFINITION DU DIAGNOSTIC INFIRMIER.

A) Définition de la NANDA.

Lors de sa 9e conférence (mars 1990) la NANDA a adopté une définition du diagnostic infirmier que l'on peut présenter ainsi :

Le diagnostic infirmier est :

L'énoncé d'un jugement clinique
sur les **réactions**
aux **problèmes de santé**
présents et potentiels aux processus de vie
d'une **personne,** d'une **famille** ou d'une **collectivité**

Les diagnostics infirmiers :

servent de **base pour choisir**
les **interventions de soins**
visant l'atteinte des **résultats**

DONT L'INFIRMIER EST RESPONSABLE

B) Les trois éléments clefs du diagnostic infirmier.

La formulation d'un diagnostic met en valeur :

> **P : Un Problème de santé.**
>
> **E : L'Etiologie, cause et/ou facteurs favorisants.**
>
> **S : Signes et symptômes (manifestés par...).**

> *Exemple :*
>
> *P : Isolement social.*
>
> *E : Lié à l'altération de l'état mental.*
>
> *S : Manifesté par le sentiment d'être différent des autres, avec humeur triste, repli sur soi, regard fuyant.*

C) Caractéristiques du diagnostic infirmier.

A la différence du diagnostic médical, orienté vers la pathologie, le diagnostic infirmier est orienté vers le malade ou, plus précisément, **vers les réactions d'une personne à son problème de santé.** Il peut s'agir aussi des réactions d'une famille ou même d'une collectivité. à un problème de santé.

Cette particularité est fondamentale.

— Le diagnostic infirmier, pour un même problème de santé, n'est pas immuable. Il devra être modifié si les réactions du patient sont modifiées.
— Il faut se garder de « mettre une étiquette » parfois facile à donner. Il faut veiller à ne pas orienter les informations dans le sens que l'on souhaite leur donner.
— L'environnement peut avoir une incidence sur la santé. Il est nécessaire d'en tenir compte, non seulement dans la recherche d'informations pour l'élaboration du diagnostic, mais aussi dans la définition des objectifs et des actions infirmières au niveau de la prévention, de l'éducation, de la réhabilitation.

II — PLACE DU DIAGNOSTIC INFIRMIER.

A) Les textes.

Suivant l'article 2 du décret n° 93.345 du 15 mars 1993 relatif aux actes professionnels et à l'exercice de la profession d'infirmier, le diagnostic infirmier relève du rôle propre de l'infirmier.

Article 2.

« L'infirmier a compétence pour prendre les initiatives qu'il juge nécessaires et accomplir les soins indispensables conformément aux dispositions de l'article 3 ci-après. Il identifie les besoins du patient, pose un diagnostic infirmier, formule des objectifs de soins, met en œuvre les actions appropriées et les évalue. Il peut élaborer des protocoles de soins infirmiers relevant de son initiative. Il est responsable de l'élaboration, de l'utilisation et de la gestion du dossier de soins infirmiers. » (voir « La législation » en annexe).

B) La démarche de soins.

Le diagnostic infirmier est donc l'étape centrale de la démarche de soins qui se compose des opérations suivantes :

1. Recueillir les informations.
2. Analyser les informations, la situation.
3. Formuler des hypothèses puis un diagnostic.
4. Fixer des objectifs.
5. Mettre en œuvre des actions.
6. En évaluer le résultat.
7. Eventuellement : ajuster les actions.

Les trois premières étapes, qui permettent l'élaboration du diagnostic infirmier, sont développées aux paragraphes IV, V et VI ci-après.

III — LES COMPÉTENCES NÉCESSAIRES AU DIAGNOSTIC.

Elles font partie intégrante des compétences propres à la démarche de soins :

A) L'observation.

L'observation est indispensable au recueil des données. Il faut savoir reconnaître, identifier les informations **utiles.**

B) L'objectivité.

Il s'agit de reconnaître le sens réel des informations recueillies. Cette capacité du soignant est essentielle.

La subjectivité, savoir écouter, voir, communiquer, les mots, le silence sont abordés au § IV B.

C) Le raisonnement.

Le raisonnement est nécessaire tout au long des étapes de la démarche de soins. Il va falloir, en effet, non seulement trier les informations observées mais analyser un état, une situation. Puis il faudra formuler des hypothèses, des objectifs, mettre en œuvre des actions, les évaluer. Il faudra respecter des règles, appliquer des techniques.

Toutes ces actions font appel au raisonnement.

D) Le savoir.

1. Les connaissances.

Les connaissances professionnelles, élargies à la connaissance de l'homme et à la connaissance de soi sont nécessaires à toute démarche de soins (ne pas exclure les connaissances extra-professionnelles qui peuvent aider à comprendre le contexte d'une situation ou faciliter le contact avec un patient).

2. Le savoir-faire.

L'expérience, l'expérimentation des connaissances professionnelles, donnent à l'infirmier une compétence pratique appelée savoir-faire.

3. Le savoir-être.

La manière d'être de l'infirmier, d'agir et de réagir face à un patient, à une situation, est primordiale et prend une **dimension essentielle en psychiatrie.**

L'infirmier doit :
— **se connaître et en particulier connaître sa subjectivité** ;
— **être authentique** ;
— **savoir s'adapter** ;
— **savoir se mettre à la place de l'autre pour mieux le comprendre.**

IV — LE RECUEIL D'INFORMATIONS.

A) Recueillir des informations.

1. Préalables.

Situé dans le cadre de la relation soignant/soigné le recueil d'informations nécessite :
— la connaissance de l'homme en général, de ses aspects socio-culturels ;
— la connaissance de soi.

Il faut en effet :
— être objectif dans l'observation, la description et l'interprétation des éléments recueillis ;
— être authentique et empathique dans son comportement.

2. Les bases.

Le recueil d'information concerne la globalité de l'individu, son histoire passée et présente, son rôle et sa position sociale, ses valeurs, ses croyances, l'histoire de sa maladie... Il s'agit donc de relever :
— l'anamnèse ;
— l'histoire du patient ;
— son contexte de vie ;
— son environnement.

Le recueil comporte des données objectives (ce que je vois, ce que j'entends...) et des données subjectives (ce que je dis, ce que je fais « sans savoir », le discours du patient...).

3. Les supports.

a) L'observation :

— des attitudes ;
— des postures ;
— des mouvements ;
— des mimiques ;
— des silences.

b) Le discours.

— Etre attentif aux mots prononcés dans un contexte précis.
— Vérifier le sens.
— Etre fidèle au contenu dans la transmission du message.

c) La communication.

— Quel type de relation s'établit immédiatement : sympathique, antipathique. Il faut savoir faire attention à l'entraînement affectif personnel mais aussi au jugement moral qu'il faut éviter.
— Préalablement à la relation, il faut diminuer l'incertitude sur la connaissance de l'autre, souvent génératrice de crainte, de réactions de défense. Les interrogations et réflexions personnelles (ou de groupe) sont souvent les suivantes :

- Qui est-il ?
- Que veut-il ?
- As-tu vu...
- Il me fait peur.
- Il pourrait être dangereux.
- Encore un !
- Etc.

La démarche psychologique peut constituer une mise à distance, une protection pour pénétrer avec prudence dans le territoire de la personne. Il y a déroulement de la pensée qui crée des impressions, des illusions, parfois des certitudes. Toute la difficulté est de passer de l'illusion à la réalité, en sachant que ce que je veux n'est pas forcément désiré par l'autre. Le piège existe : c'est l'écart entre ce qu'il me dit et ce qu'il est réellement, d'où l'importance de définir son rôle, ses actions.

Le temps suivant de l'entretien se situe dans le présent. Il prend en compte le contenu du discours dit entre le patient et l'infirmier, la qualité de la relation ainsi que les effets ressentis de part et d'autre. Des questions naissent, permettant de s'adapter à la situation présente :

— Que veut-il me dire et comment me le dit-il ?
— En quoi cette situation l'affecte dans sa vie présente ?
— Comment je me sens en écoutant sa vie face à lui ?
— Qu'attend-il de moi en me parlant ?
— Comment la personne se comporte-t-elle face à moi ?

d) L'histoire de la maladie.

Moment d'apparition des troubles (dates, heures). Mode de début des troubles et réactions de la personne atteinte :

— Parcours de la personne :
  - ce qu'elle a déjà fait ;
  - les résultats.

— Incidence des troubles mentaux :
  - sur la personne ;
  - sur sa vie familiale et professionnelle.

— Les éléments biographiques : enfance, adolescence, vie d'adulte, vieillesse...

— Les événements de la vie :
  - traumatismes affectifs (deuil...) ;
  - situation familiale.

— Antécédents psychologiques et psychiatriques de la famille.

B) Etre objectif.

Afin de **donner leur sens réel aux informations recueillies,** il est nécessaire d'atteindre un certain degré d'objectivité.

Pour cela, il faut contrôler sa propre subjectivité, savoir écouter, voir, communiquer, savoir interpréter les mots et les silences.

Il faudrait :
« oublier ce que l'on sait pour mieux comprendre ce qui se dit ou se fait ».

1. Contrôler sa subjectivité.

La subjectivité consiste à donner des significations personnelles, à habiller le réel au lieu de le percevoir tel qu'il est.

Voici, à titre d'exemple, des questions à se poser dans différents domaines pour **mieux maîtriser les réactions affectives** et le vécu personnel :

Biologique.

Quels sont les facteurs de risques familiaux face à la maladie ?
— Cardiopathie, hypertension, épilepsie, problème mental.
— Néphropathie, cancer, accident vasculaire cérébral, diabète.
— Tuberculose.

Quelles sont mes habitudes particulières en matière de santé ?
Quelle incidence a le stress sur moi ?
Comment se manifeste chez moi la douleur ?
Mes rythmes biologiques.
Mes besoins physiologiques.

Psychologique.

— Quelle perception ai-je de moi ?
— Comment je m'estime, et vis avec : mes besoins, mes demandes, mes désirs ?
— Est-ce que je suis sensible ?
— Est-ce que je suis autoritaire ou faible ?
— Quelles sont les sources de mon bien-être, de mon mal-être ?
— Comment je me soigne ?
— Comment je réagis à la douleur ?
— Comment je réagis aux larmes ?
— Quelles sont mes « manies », mes stéréotypies ?
— Quelles ont été mes difficultés scolaires ?
— Comment je m'adapte à des situations de conflit ?
— Quelles sont mes capacités à aller vers l'autre ?
— Quels sont mes mécanismes de défense ? (ex. : projection - identification).
— Mes mécanismes de défense du « Moi social » : fuite, évitement.

Social.

— Quel est mon mode de vie ?
— Quelles sont mes habitudes alimentaires ?
— Quel est mon rôle parmi la famille ?
— Ma propre situation familiale et ce que cela entraîne ?
— Mon appartenance aux groupes ?
— Mes activités de la vie quotidienne ?
— Mes loisirs ?
— Le travail que je fais me plaît-il vraiment ?

Spirituel.

— Quels sont mes facteurs culturels ?
— Quelles sont mes convictions en matière de santé ?

2. Savoir écouter.

— Entendre clairement ce qui est dit.

— Prendre le temps d'entendre ce qui est dit.

— **Le rythme de l'énoncé du contenu** :
Les pauses.
Les accélérations.
Les fins de phrases inaudibles.

— **Les mots** :

- attention à la sélection et à l'arbitraire ;
- il y a des mots qui choquent. Il faut pouvoir les entendre. Ils sont le reflet souvent d'une situation de « crise ».

— **La tonalité** :

- aiguë ;
- grave ;
- rauque ;
- cassée.

— Etre attentif aux indices non verbaux.

— Ce que vit le patient *Ici et maintenant.*

3. Voir.

— Voir ce que je vois et non ce que je veux voir.
— Voir réellement ce que présente la personne.
— Etre à l'aise à regarder et à être regardé.
— Regarder déclenche des émotions.
— Soutenir le regard.

Je vois → une personne avec un physique
des attitudes, des postures
une tenue vestimentaire
un état d'hygiène.

Je vois → je donne un sens à des expressions du visage
des postures, des mouvements
des tensions internes (sueurs, respirations).

Je vérifie le sens.

J'observe les contresens : la personne dit oui tout en se contredisant de la tête

Ne pas s'enfermer dans le voir à tout prix.

4. *Communiquer.*

— Emettre.
- Choisir les mots : utilisation de mon langage, de mes mots
- Faire attention à la signification donnée.
- Prendre en compte les gestes :
  ils peuvent appuyer un mot
  ils peuvent accompagner un mot
  ils peuvent laisser l'incertitude.

— Canal de transmission :
- La voix.
- Les facteurs extérieurs. Environnement.
- Attitudes personnelles.
- Les circonstances mêmes de la relation.

— Recevoir :
- Fidélité au message et validité entre ce qu'il m'a dit et ce que je transmets.
- Reformulation, synthèse.
- Vérifier l'information.

— **Attention.**
- Aux interprétations personnelles.
- Aux messages contradictoires.
- A une baisse d'attention.
- Au malentendu.
- Au dialogue de sourd.
- Au message incomplet.
- Aux omissions.

La communication verbale	La communication non verbale
L'information : — L'émetteur. — Le récepteur. Le feed-back : le canal, la voix. Les questions : — Les mots. — Les idées. Les opinions → la connotation : — Sens donné au mot. — **Sens véritable.** La synthèse. La reformulation.	— Le silence. — Le regard. — La musique. — L'attitude. — La posture. — L'odorat. — Le goûter. — Le toucher. — Les larmes. — Les émotions.

Techniques de communication verbale.

Elles s'adressent au contenu strictement manifeste de la communication :
— La reformulation.
— La synthèse.
— Les questions : ouvertes
fermées
directes.

La reformulation.

— Consiste à assurer la continuité de la relation verbale.
soit à en relever un élément marquant
soit simplement à reproduire les dernières paroles de manière à faciliter la continuité du discours.
— Souligner un mot clef.
— Souligner un aspect de la phrase.

Exemples :
— Aussi, selon vous...
— Vous voulez dire que...
— En d'autres termes...
— A votre avis donc...

— La reformulation a pour but d'extraire du contenu exprimé nos sentiments liés aux paroles de l'interlocuteur, et à les lui communiquer sans les lui imposer.

La synthèse :

Elle permet à l'infirmier :
— d'aider à terminer un entretien, en reprenant l'essentiel de ce qui a été dit ;
— de vérifier la justesse de ce qu'il rapporte des propos du patient ;
— d'informer et de signifier au patient qu'on l'écoute et le comprend.

Exemples :
- En somme, ce que vous dites...
- En fait, depuis le début, vous m'avez dit... puis...
- Ce que je retiens de ce que vous me dites...
- Jusqu'à maintenant nous avons parlé de...
- Depuis le début de nos entretiens...
- Au cours de la semaine, nous avons...

Les questions :

- Obtenir des précisions.
- Analyser un contenu.
- Obtenir des informations.
- Faire répéter, préciser.
- Encourager à s'exprimer.

— **Les questions ouvertes** invitent à s'exprimer :
- Qu'est-ce qui vous arrive ?
- Que pensez-vous de ?
- Comment réagissez-vous au fait que ?

— **Les questions fermées :**
- Amènent une réponse courte.
- Cernent un aspect, un point du problème.

— **Les questions directes.**
- Demandent une réponse précise.
- Sont utilisées dans le recueil de données.
- Débutent par des propositions : qui, que, quoi, quand, où, quel, lequel et combien.
  - Quand cela s'est-il passé ?
  - Où étiez-vous à ce moment-là ?
  - Quel est votre nom ?
  - Depuis combien de temps prenez-vous ce traitement ?

5. *Les mots.*

Les mots révèlent notre personnalité et notre vécu.

Les mots permettent l'expression de nos besoins, de nos demandes, de nos désirs.

Nos mots sont parfois imprécis. Ils peuvent impliquer la généralisation, l'abstraction : assez, aucun, beaucoup, bien, cela, des fois, encore, généralement, parfois, quelque part, rien, toujours, tantôt...

Toute langue parlée « articule la réalité sous deux formes » :
- le signifiant (phonème) : la plus petite unité sonore produite par le langage ;
- le signifié (morphème) : le plus petit élément significatif réalisé dans un langage.

L'élément mot est le signe linguistique qui illustre le mieux la distinction classique due à Ferdinand de Saussure (le père de la linguistique structurale) entre le signifiant et le signifié.

Le signifiant de nature concrète, d'origine généralement auditive.

Le signifié de nature mentale, psychologique donne un sens au signifiant : sens en fonction du **contexte** où figure le mot.

Dénotation et connotation.

— La dénotation désigne le rapport établi entre le signe linguistique et l'objet réel qu'il nomme.
— La connotation est une notion plus intuitive se rapportant à la compréhension du signe linguistique.

Une des propriétés du signe linguistique est l'arbitraire : pourquoi ce mot et pas un autre ?

6. *Le silence.*

Le silence est un reflet de la pensée.

Au cours d'un silence la pensée peut être traduite par le geste (attitudes, mouvements), le regard, les micro-comportements (sueur, respiration, mouvements de la glotte, des paupières, etc.), ces observations pouvant être faites aussi bien chez le patient que chez l'infirmière.

Il faut prendre en compte tous les facteurs de la communication non verbale :
— Savoir attendre pour laisser au patient le temps de réfléchir avant de répondre à une question, le temps de ressentir une émotion. Le patient peut ressentir de la gêne et rester muet : le rythme de l'échange doit être adapté et surveillé.
— On peut attendre qu'il pose des questions, on peut lui laisser la parole.
— Le patient peut ressentir de la gêne au moment du passage d'un contenu à caractère social à un contenu plus personnel, et préfère se taire.
— Il peut ressentir de l'hostilité envers l'infirmier.
— Il peut se rendre compte que les objectifs sont mal définis ou ne pas comprendre les raisons de l'entretien et donc refuser de communiquer.

V — L'ANALYSE DE CONTENU.

Une fois les informations réunies (verbales et écrites), il faut les analyser pour comprendre, expliquer des conduites, des comportements, des idées. L'analyse permet de dépasser l'impression et s'attache à la signification des mots.

A) Définition de l'analyse de contenu.

Technique de recherche pour la description objective systématique et quantitative du contenu des communications orales et écrites, ayant pour but de les interpréter.

B) Qualités d'une bonne analyse.

1. Objective.

Voir IV B), ci-dessus.

2. Systématique.

Tout le contenu doit être ordonné et intégré dans les catégories choisies, en fonction du but poursuivi.

Aucun élément d'information se rapportant à l'objectif ne doit être ignoré.

3. Quantitative.

C) Utilisation.

L'analyse de contenu peut servir à traiter :

— La communication verbale :
- entretien infirmier
- ce que dit le patient.

— La communication écrite :
- comptes rendus d'entretien
- recueil d'informations.

— Pour l'analyse de contenu dans le raisonnement diagnostique on peut utiliser les **catégories** suivantes : biologique, psychologique, sociale, culturelle, spirituelle.
L'analyse a pour finalité de permettre d'identifier le besoin réel, d'entendre la demande réelle et de prendre en compte le désir.

VI — L'HYPOTHÈSE.

A) Définition.

L'hypothèse est l'idée par laquelle on interprète les faits. On ne peut considérer la science comme une collection de faits, mais l'esprit aperçoit entre eux des relations qu'il est obligé de supposer (déf. Larousse Universel).

B) L'hypothèse est soumise à un contrôle.

— Elle doit être vérifiable.

— Elle doit ensuite mettre en cause des faits réels et ne pas comporter de jugement de valeur. Il faut supprimer tous les termes ambigus : *bon, mauvais, devraient, etc.*

— L'hypothèse doit être spécifique, c'est-à-dire ne pas se perdre dans des généralités, si l'on veut pouvoir la tester.

— Une hypothèse ne surgit pas indépendamment des connaissances acquises antérieurement.

— Elle n'est pas une **utopie,** bien que l'utopie puisse devenir une hypothèse.

Les hypothèses d'ordre physique peuvent être contrôlées par l'infirmière seule.

Exemples :
— Incapacité totale de se vêtir.
— Trouble de la déglutition.

Les hypothèses à constatation psychosociale se valident avec la personne.

Exemples :
— Perturbation de l'image de soi chronique.
— Isolement social.

Les hypothèses à constatation psychologique doivent être validées avec prudence, voire discernement. Il faut faire attention aux risques de résurgence des symptômes.

Exemples :
— Altération des capacités sensoriperceptuelles.
— Hallucinations auditives, gustatives, kinesthésiques.
— Perturbation de l'image corporelle (modification corporelle).
— Communication verbale altérée (état délirant).

C) Divisions diagnostiques.

— Elles aident à choisir la catégorie diagnostique qui correspond le mieux aux données recueillies.
— Elles aident l'étude étiologique.

VII — DIAGNOSTICS PRÉVALENTS DANS LES SOINS INFIRMIERS EN SANTÉ MENTALE (LISTE NON EXHAUSTIVE).

L'ALCOOLISME.

— Déficit de volume liquidien associé à un état hypermétabolique à la non consommation de liquides.
— Risque d'accident associé à des complications dues au sevrage.
— Hyperthermie.
— Stratégies d'adaptation individuelle inefficaces associées à la dépendance alcoolique.
— Stratégies d'adaptation familiale inefficaces. Soutien, compromis.
— Altération de la dynamique familiale.
— Risque de violence.
— Risque d'auto-mutilation.

LA TOXICOMANIE.

— Risque d'accident (traumatisme, empoisonnement).
— Stratégies d'adaptation individuelle inefficaces.
— Risque de violence.
— Risque d'auto-mutilation.
— Stratégies d'adaptation familiale inefficaces.
— Difficulté à se maintenir en santé.
— Altération de la communication verbale associée à des comportements impulsifs, défensifs et colériques.

L'ANOREXIE MENTALE.

— Déficit nutritionnel.
— Perturbation de l'image corporelle.
— Stratégies d'adaptation individuelle inefficaces associées aux activités de la vie quotidienne.
— Dysfonctionnement sexuel.

LA BOULIMIE.

— Déficit nutritionnel.
— Perturbation de l'estime de soi associée à des perceptions modifiées de l'image corporelle.
— Stratégies d'adaptation individuelle inefficaces.
— Risque d'excès nutritionnel.

LE SUJET CONFUS.

— Altération des opérations de la pensée, associée à des troubles métaboliques, un traumatisme ou un dysfonctionnement neurologique.
— Risque d'accident associé à la confusion, à la perte de mémoire et aux perceptions fausses.
— Isolement social associé à la confusion et au repli sur soi.

L'ÉTAT DÉPRESSIF.

— Stratégies d'adaptation individuelle inefficaces.
— Perturbation de l'estime de soi.
— Anxiété.

L'ÉTAT DÉPRESSIF SÉVÈRE.

— Stratégies d'adaptation individuelle inefficaces.
— Déficit dans les soins personnels (alimentation, hygiène).
— Risque de violence envers soi.
— Isolement social.
— Perturbation de l'estime de soi.
— Altération des opérations de la pensée.

LA PSYCHOPATHIE.

— Risque de violence.
— Risque d'auto-mutilation.
— Stratégies d'adaptation individuelle inefficaces.
— Isolement social.
— Perturbation de l'estime de soi.
— Risque d'accident.

LA SCHIZOPHRÉNIE.

— Perturbation de l'image de soi (identité personnelle, image corporelle).
— Altération des opérations de la pensée.
— Perturbation des interactions sociales.
— Altération de la communication verbale.
— Stratégies d'adaptation individuelle inefficaces.
— Déficit dans les soins personnels.

LA PSYCHOSE MANIACO-DÉPRESSIVE.

— Risque d'accident.
— Déficit dans les soins personnels.
— Perturbation des habitudes de sommeil.
— Altération des opérations de la pensée.
— Perturbation de l'estime de soi.
— Risque de violence.
— Perturbation de la sexualité.
— Stratégies d'adaptation familiale inefficaces.
— Stratégies d'adaptation individuelle inefficaces.

PERSONNALITÉ LIMITE.

— Altération des opérations de la pensée.
— Déficit dans les soins personnels.
— Stratégies d'adaptation individuelle inefficaces.
— Risque de violence.
— Risque d'auto-mutilation.
— Perturbation de l'identité personnelle.
— Anxiété.

PERSONNALITÉ OBSESSIONNELLE COMPULSIVE.

— Altération des opérations de la pensée.
— Déficit dans les soins personnels associé à la présence de rituels.
— Stratégies d'adaptation individuelle inefficaces.

LES PHOBIES.

— Anxiété.
— Déficit dans les soins personnels.
— Peur associée à un stimulus phobique.
— Stratégies d'adaptation individuelle inefficaces.

DÉMENCE SÉNILE.

— Déficit des soins personnels.
— Altération des opérations de la pensée (désorientation, perte de mémoire, confusion).
— Stratégies d'adaptation individuelle inefficaces.

L'HYSTÉRIE.

— Anxiété.
— Stratégies d'adaptation individuelle inefficaces.
— Risque d'auto-mutilation.

— Perturbation de la sexualité.
— Difficulté à se maintenir en santé.
— Perturbation de l'estime de soi.
— Altération de la communication verbale.

SYMPTÔMES DE CONVERSION.

— Douleur aiguë.
— Douleur chronique.
— Incapacité à s'adapter à un changement dans l'état de santé.
— Risque de suffocation.
— Négation d'une partie du corps.

ANNEXE - TABLEAU I : Le patient

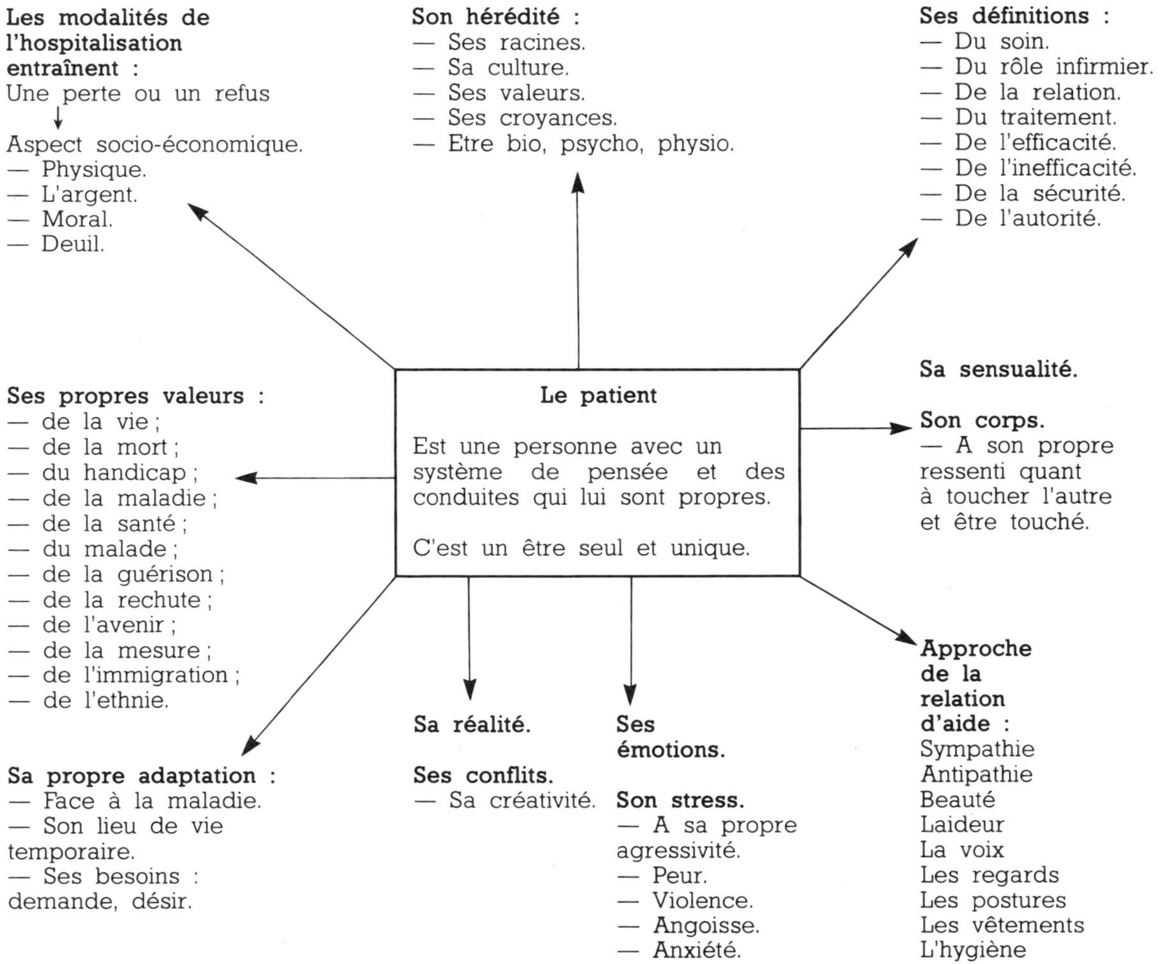

ANNEXE - TABLEAU II : L'infirmier

L'infirmier

— Se doit de réfléchir sur la qualité de ses actes.
— Il doit analyser ses réactions pour être plus objectif et authentique dans la relation soignant-soigné.

Ses représentations :
— de la maladie.
— du malade ;
— de la santé ;
— de la vie ;
— de la mort ;
— de l'avenir ;
— la retraite ;
— de la guérison ;
— de la rechute.

Sa généalogie :
— son hérédité ;
— sa culture ;
— son histoire ;
— ses valeurs ;
— ses croyances ;
— sa créativité.

Son ressenti :
— sa sensualité, son corps ;
— son propre ressenti quant à toucher l'autre et être touché.

Ses propres valeurs face à :
— l'enfance ;
— l'adolescence ;
— l'âge adulte ;
— la vieillesse.

Ses définitions :
— des soins ;
— de la santé ;
— du rôle, de son rôle ;
— de l'équipe ;
— de la loi ;
— de l'autorité ;
— de l'immigration ;
— des ethnies ;
— de la délinquance ;
— de la sécurité ;
— de la pauvreté ;
— de l'argent.

Sympathie
Antipathie
Beauté
Laideur
La voix
Les regards
Les postures
Les vêtements
L'hygiène

Ses connaissances théoriques, sa propre conception :
— de la folie ;
— de la toxicomanie ;
— de l'alcoolisme ;
— de la névrose ;
— de la psychose ;
— de la psychopathie ;
— des démences ;
— du médicament ;
— du traitement.

Communique verbalement :
— Utilise son langage, ses mots.

Non verbalement :
— Gestes, mimiques, postures.
— Regarde.
— Ecoute.

Sa propre subjectivité.

Ses propres réactions face à :
— l'agressivité ;
— la peur ;
— la violence ;
— l'angoisse ;
— l'anxiété ;
— le stress.

Préliminaire à la relation d'aide qui se manifeste :
— Empathie.
— Respect.
— Authenticité.
— Immédiat.
— Confrontation.
— Spécifique.

VISITE A DOMICILE

Liliane MARTIN

VISITE A DOMICILE

I — DÉFINITION.

• La visite à domicile est définie par la circulaire du 15 mars 1960, relative au programme d'organisation et d'équipement des départements en matière de lutte contre les maladies mentales.

• La mise en place, dans chaque département, de dispensaires d'hygiène mentale, dénommés aujourd'hui centres médico-psychologiques, en liaison avec les services d'hospitalisation, permet **d'assurer la continuité des soins.**

• Le dispositif de la circulaire consiste à diviser le département en un certain nombre de secteurs géographiques, à l'intérieur desquels une équipe composée de psychiatres, psychologues, assistants sociaux et infirmiers va assurer le traitement, la prévention, la surveillance post-hospitalisation.

• L'ensemble des tâches psychiatriques est confié à cette équipe pour une tranche de population implantée dans un secteur géographique déterminé.

• Ainsi la visite à domicile est devenue une pratique essentielle de la psychiatrie de secteur.

• Du terme latin « visere » qui signifie « voir ». Il s'agit d'aller visiter quelqu'un à son domicile. Sur le plan théorique, c'est une **possibilité ouverte,** voire privilégiée **d'un mode de prise en charge d'un patient.**
— Elle est avant tout une **prescription médicale** faisant partie d'un projet de soin.
— Elle est un **mode d'approche** et de **compréhension privilégié** des **dynamiques familiales,** des **codes** des **tensions** qui se **nouent avec le voisinage** ou les gens du quartier.
— Elle sert à **signaler** la présence et la disponibilité d'une **équipe médico-psychologique ainsi que sa proximité géographique.**

II — BUTS.

Entreprendre des soins aussi précocement que possible.

1. **Trois buts primordiaux.**
— Prévention.
— Soin continu.
— Post-cure.

2. **Différentes situations se présentent.**
— Assurer le suivi du patient sortant de l'unité d'hospitalisation.
— Assurer une **surveillance** et tenter d'éviter des rechutes.
— **Contacter** la famille et la **soutenir** face à la maladie d'un de ses membres.
— Lorsqu'il s'agit de personnes âgées ou handicapées qui ne peuvent être suivies au centre médico-psychologique, la VAD est dans ce cadre **lieu d'entretien** et **d'évaluation.**
— Permettre la **dédramatisation** des tensions avec le voisinage.

3. **Fonction de la visite à domicile.**

— Il s'agit d'une technique thérapeutique impliquant **une médiation entre le patient et son entourage.** La relation est riche de rapports interpersonnels très différents de la relation infirmier/patient en unité d'hospitalisation.

La relation dans le cadre hospitalier est **centrée sur la maladie.** Dans le cadre de la visite à domicile, le patient est moins abordé au niveau de sa maladie. L'infirmier a donc **moins de pouvoir, moins de maîtrise, il peut y voir une diminution, une atteinte de son identité soignante.**

Ceci explique l'importance, la nécessité des rencontres avec les médecins et les autres infirmiers pour exposer les difficultés, exprimer son vécu. Là, plus qu'ailleurs, apparaît la nécessité de l'équipe comme support institutionnel **lieu d'échanges, de « mises à plat »,** de remise **en question d'attitudes,** de **réaménagement** des **contrats et projets de soins.**

III — IMPACT DE LA VAD.

Elle s'inscrit dans un **contrat passé avec le patient,** à partir des entretiens réalisés pendant son hospitalisation ou pendant la consultation au CMP.

Dans ce contrat sont signifiés :

— **La date** de la 1re VAD.
— **Le rythme.**
— **L'heure** de passage.
— **La durée.**
— Les noms des infirmiers qui se rendront au domicile du patient et celui du psychiatre de secteur.

Elle a une **valeur structurante** lorsqu'elle est associée aux autres prises en charge. Par exemple elle permet dans certains cas une surveillance de l'observance thérapeutique en assurant au moins une prise quotidienne.

IV — POUR QUI LES VAD SONT-ELLES INDIQUÉES ?

Pour un suivi régulier de patients ayant déjà un passé psychiatrique et vivant à l'extérieur, avec de temps en temps des hospitalisations brèves.

Pour les patients « en crise », **anciens malades** ou nouveaux, ayant besoin **d'une aide ponctuelle.**

Pour des patients n'ayant jamais consulté en psychiatrie, qui ont besoin de faire part de « leur drame », et qui **ont été signalés par le voisinage, le médecin généraliste, la famille, voire l'employeur,** ou bien par le **service des urgences de l'hôpital général.**

V — RÔLE DE L'INFIRMIER(E).

L'infirmier est :

— **garant de la réalité ;**
— **garant du projet de soin**

Mais, au préalable, il est indispensable qu'un infirmier travaillant **en psychiatrie accepte de s'interroger** :

— sur sa propre capacité d'autonomie affective ;
— sur sa capacité à établir des liens à l'autre, et à influer sur son environnement ;
— sur sa propre dépendance plutôt que sur celle des patients ;

parce qu'il va s'agir de restaurer une dignité tout en donnant le qualificatif de malade.

Gardons à l'esprit non pas la volonté de guérison, mais **« la volonté de soigner »**.

• **Savoir qu'au domicile du patient, l'infirmier(e) n'est plus protégé par le cadre de l'hôpital où le mode de contact avec le patient passe par des situations ritualisées** :

— Prise de médicaments.
— Les repas.
— Le coucher.
— Les activités.
— Réunions soignants/soignés.

• **Au domicile du patient** :

— L'infirmier(e) est exposé(e) aux remarques, aux questions sur sa personne, ses vêtements, sur sa mine, son humeur... Cette identification massive du patient peut se révéler **« anxiogène » pour l'infirmier(e).**

— L'infirmier(e) n'a plus sa blouse. Elle ne bénéficie plus de l'entourage médical (médecins).

— Cette répétition de la rencontre dans les rites, les gestes, les positions de chacun, crée **une sorte d'espace dépositaire** de liens parfois très primitifs qui vont s'instaurer avec le patient.

— L'infirmier est sur le lieu même de **la vie intime** et quotidienne du patient.

— C'est dans cet **espace privé, secret, qu'émergent les symptômes du patient.** L'infirmier a donc une **attitude d'observation** et une **position privilégiée pour recueillir les informations** (les signes) sur le mode de relation du patient avec son entourage (diagnostic infirmier).

L'infirmier a un rôle « d'accompagnement » : il apporte les soins et trouve avec le patient des solutions pour :

— tisser de nouveaux liens ;
— rétablir des liens avec le voisinage.

VI — RÈGLES A RESPECTER.

Il n'y a pas une « conduite à tenir » précise mais des règles à respecter : l'infirmier se trouve dans l'espace secret, privé du patient. « Comme si l'hôpital se trouvait chez le patient » alors que la société reconnaît le domicile comme inviolable.

L'**introduction du service public dans cet espace privé ne peut se faire** sans référence au moins pour les membres de la famille demandeurs et pour le thérapeute médical **à un tiers symbolique.**

Les motivations de la demande sont souvent : l'apport d'un soin, une surveillance, parfois une contention, une aide sociale, une rupture de la tolérance du voisinage, la prévention d'un risque pour l'entourage...

• **Le médecin souhaite :**
— Eviter l'hospitalisation lorsqu'elle n'est pas indispensable.
— Etre en règle avec la législation.
— L'aménagement d'un espace thérapeutique entre le patient, son entourage, sa famille.
— Etre informé de la situation du patient.

• L'infirmier doit **« créer » un rôle propre, celui de « l'accompagnement »** sachant que le patient :
— Ne peut souvent parler en son nom (il est perdu dans la parole de l'autre).
— Ne peut souvent assumer le dire.
— Est quelquefois dans le passage à l'acte.
— A du mal à « habiter son corps ».
— Est « l'otage » de sa famille, dont il ne peut se passer.

• Cet accompagnement consiste pour l'infirmier à garantir auprès du patient un certain nombre de données précises faisant référence à la réalité et au projet thérapeutique ; cette action doit se faire en coordination avec le dispensaire.

❑ **Rôle de l'infirmier dans le cadre des VAD :**

1) **Etre garant** de la réalité (pour les psychotiques chroniques * avec délire enkysté, pour certaines personnes âgées ayant peu de repères temporels, etc.).

2) **Etre garant** du projet de soin.

3) **Evaluer** et **réaménager** le rythme des visites, suivant l'état de santé du patient en se référant au psychiatre du dispensaire qui peut programmer ses visites au domicile ou recevoir le patient au dispensaire selon un rythme plus espacé.

4) **Coordonner ses actions** avec les autres membres de l'équipe : psychiatre, assistant social...

5) **Recueillir les données cliniques, anamnestiques ; établir le diagnostic** infirmier et noter ces informations dans le **DSI** (dossier des soins infirmiers).

L'infirmier doit « naviguer dans cet espace qu'est le domicile » dans une attitude ni rejetante, ni « enfermante » permettant :
— l'**observation ;**
— l'**écoute ;**
— l'**évaluation** de la situation et de la santé du patient ;
— l'**appréciation** des moyens dont dispose le patient pour se repérer dans le tissu social : travail, situation financière, encadrement familial, voisinage ;
— la **surveillance de l'observance thérapeutique du traitement (si le traitement est interrompu ou discontinu) ;**

VII — L'INFIRMIER ET L'ESPRIT DE LA LÉGISLATION.

La loi n'est pas une référence réductrice des libertés, elle peut accroître les droits et garantir les libertés.

Le domicile est un lieu où une personne a son établissement principal, sa demeure légale.

A-t-on le droit d'intervenir au domicile d'un individu après qu'une situation considérée comme préoccupante nous ait été signalée, et en sachant qu'une non-intervention peut avoir des répercussions préjudiciables et irréversibles ?

En droit : le domicile a un caractère d'inviolabilité :
pour être considéré comme principal, il doit avoir eu **une fixité de 8 mois.**

Une violation de domicile revient en droit à **une violation des libertés individuelles,** et à une **violation de l'intégrité de la personne.**

L'intervention à domicile (l'IAD) répond à une demande, parfois à un ordre lorsqu'il s'agit d'autorité administrative ou judiciaire et formulée dans tous les cas par un tiers :

— Famille, voisinage présumé du patient.
— Ou une institution quelconque (bureau d'aide sociale, école, employeur...).

Cet appel signale un sujet devenu intolérable, insupportable, voire dangereux pour lui ou pour les autres.

L'intervention à domicile est toujours présentée par le demandeur comme :

— Urgente.
— Dramatique, voire apocalyptique.

Derrière ces caractéristiques et ces exigences se cache une volonté de rejet de la personne « intolérable », la **véritable demande de soins étant peu explicite.**

• **La demande d'hospitalisation est souvent formulée, car elle est une réponse à la tension qui règne dans l'entourage du patient.**

L'infirmier doit rester prudent dans ses réponses :

— Il s'agit souvent d'une demande d'aide.
— Son rôle est de recueillir le maximum d'informations et d'en référer au médecin.

• En cas d'urgence ou de situation inquiétante, l'intervention à domicile nécessite le recours à la force publique, avec éventuelle effraction.

• Lors de cas suicidaires ou mettant en danger l'ordre public, les forces de l'ordre (police, pompiers) sont demandées ; la responsabilité est médicale. Il s'agit alors de l'application de l'article L 333 (hospitalisation à la demande d'un tiers) ou L 342 (hospitalisation d'office) du Code de la Santé Publique.

En résumé :

— Exposer les termes du projet de soins.
— Aménager le rythme des visites.
— Coordonner ses actions avec les autres membres de l'équipe.
— Apprécier la qualité de vie du patient (hygiène, alimentation...).
— Evaluer son degré d'autonomie.
— Recueillir les éléments anamnestiques.
— Assurer la présence d'un membre de la famille lors de la première VAD.

VIII — CAS CONCRET DE PIERRE C...

Monsieur Pierre C... est chauffeur dans une grande administration.

Il vit en concubinage et a une fille âgée de 10 ans.

Cet alcoolisme chronique (plus de 10 ans) a commencé après l'armée avec des copains au club de pétanque.

« Je bois seulement le week-end » dit-il en ajoutant que cela l'aide à être mieux dans sa peau et à communiquer.

Cet alcoolisme s'est installé progressivement avec une dépendance devenue actuellement majeure. Depuis deux ans, il prend de l'alcool le soir, et le matin, a des difficultés pour aller au travail. Sous la pression de sa compagne, qui menace de le quitter, il a déjà fait deux cures de sevrage en hôpital général. La deuxième s'est terminée par une sortie prématurée contre avis médical. En raison de son agressivité envers le personnel soignant, l'alcoologue l'adresse au centre médico-psychologique en demandant une prise en charge psychiatrique.

A sa sortie, il accepte de venir pour un accueil infirmier, poussé par son amie. Lors de l'accueil, en plus de données biographiques et anamnestiques, l'infirmier note sur le cahier d'observation : « se décrit comme très timide, peu de contact au travail, complexé, se dit faible de caractère ». Lors d'une ivresse, il est parti seul pendant plusieurs jours à la campagne dans sa région, sans prévenir sa famille. Pendant l'entretien, il pleure, se demande pourquoi il en est arrivé là. Sa concubine présente, confirme ses dires.

Il est revu à une autre reprise, se présentant de lui-même, très alcoolisé. Il refuse l'hospitalisation proposée par le psychiatre, prétextant du travail et affirme qu'il est capable d'arrêter quand il veut, « c'est une question de volonté ». On note une humeur dépressive.

Deux jours plus tard, sa mère appelle, très inquiète. Il est chez lui, ivre (il a consommé une bouteille de rhum dans la journée) et menace de se jeter par la fenêtre. Sa femme vient de le quitter pour emménager dans un studio avec sa fille, elle ne supporte plus son alcoolisme.

Une VAD en urgence est organisée, avec deux infirmiers et le médecin psychiatre. Après une demi-heure d'entretien, il refuse l'hospitalisation et menace de se jeter par la fenêtre. En pleurs, il dit que sa vie est ratée et qu'il vaut mieux mourir. Il essaye de passer par la fenêtre, mais il est rattrapé à temps par l'infirmier et le médecin. Pendant ce temps, l'infirmier prépare cinq ampoules de Loxapac® prescrites par le psychiatre, pour une injection intramusculaire.

Devant ce péril imminent une hospitalisation à la demande d'un tiers s'impose.

L'infirmier aide à la rédaction de la demande d'hospitalisation adressée au directeur de l'hôpital qui l'accueille. Cette demande est rédigée manuellement par la sœur du patient, à partir d'un modèle à recopier.

Sur le certificat rédigé par le médecin on trouve les éléments cliniques suivants : verbalisation et tentative de précipitation par la fenêtre, au cours d'une alcoolisation massive. Syndrome dépressif avec thèmes mélancoliques, idées de ruine. En raison du péril imminent, article L 333-2, le médecin psychiatre qui rédige dans ce cas un seul certificat, peut appartenir à l'établissement qui va le recevoir.

L'état du patient, calme, avec une pression artérielle stable (120/80), permet le transfert en ambulance, accompagné d'un infirmier.

A) Rôle prescrit.

1. Le problème médical.

Intoxication alcoolique avec risque de tentative de suicide ou agitation.

Objectif : prévention d'un passage à l'acte et instauration d'un traitement.

Prescriptions médicales.

a) Prévention : la présence d'un nombre suffisant d'infirmiers est souvent nécessaire pour permettre une sédation de l'angoisse et pour réaliser, lorsqu'elle est prescrite, une contention manuelle ou avec des liens.

Cette contention doit être accompagnée de propos apaisants et d'explications : il s'agit de protéger le patient contre lui-même et contre les autres.

Le milieu protégé permet une résolution de la crise et de l'angoisse.

Si le patient est armé, ne pas prendre de risque. Le cas est alors du ressort des forces de l'ordre.

b) Mettre en place un traitement d'urgence.

Les neuroleptiques sédatifs administrés par voie intramusculaire sont prescrits lorsque la voie per os est refusée par le patient ou rendue impossible par l'agitation.

Exemple : Loxapac® 5 ampoules en une injection IM.

c) Surveiller la pression artérielle : la plupart des neuroleptiques ont un effet hypotenseur non négligeable, la prise de la pression artérielle permet en outre de garder un contact rassurant pour le patient. Notons que cet effet hypotenseur est inexistant avec le Loxapac®, neuroleptique très utilisé dans les services d'urgences.

2. Prise en charge d'un patient agité en ambulatoire, préparation de la trousse d'urgence en psychiatrie.

— Matériel nécessaire pour des injections intramusculaires.
— Traitement sédatif (voie injectable et voie per os).
— Ampoule de correcteur en cas de dyskinésie : Lepticur®.
— Modèle pour la rédaction des différents certificats.
— Bon de transport pour l'ambulance.

B) Rôle propre.

1. Diagnostic infirmier n° 1.

Le risque d'accident.

Par son intoxication alcoolique qui facilite les passages à l'acte et ses idées suicidaires, le patient met sa vie en danger.

2. *Diagnostic n° 2.*

Perte d'espoir.

Symptôme de la dépression, cette perte peut aussi être expliquée par la dépendance alcoolique, le départ de sa femme. Ses défenses s'écroulent, il ne peut plus espérer s'en sortir tout seul alors que cette espérance étayait la banalisation et le désir de sa maladie.

3. *Diagnostic n° 3.*

Perturbation de l'estime de soi.

Ce signe est emprunté à la symptomatologie dépressive.

4. *Diagnostic n° 4.*

Perturbation de la dynamique familiale.

Ses repères familiaux ont disparu.

❑ Objectifs.

La démarche de soins comporte deux pôles :
— dans l'urgence la recherche d'une attitude pragmatique facilite l'hospitalisation et évite le risque d'accident ;
— dans un deuxième temps on oriente le soin vers le changement et le bien-être suivant le sevrage (voir le cas concret sur la « Prise en charge du patient alcoolique »).

❑ Actions infirmières.

Au dispensaire.

Les entretiens infirmiers permettent un apport d'informations en dégageant les éléments biographiques et anamnestiques, en situant le patient dans son contexte familial, professionnel, culturel, religieux... et par l'analyse de ses problèmes, par une écoute de la plainte.

Le patient sera vu par le psychiatre, qui évaluera en particulier le risque suicidaire, la nécessité d'une hospitalisation...

En urgence.

Rassurer le patient si possible, rester vigilant envers le risque de passage à l'acte auto ou hétéro-agressif.

Le rôle infirmier est primordial, toujours en collaboration avec le psychiatre qui aura déjà expliqué la procédure d'hospitalisation à la demande d'un tiers, son intérêt, sa nécessité. L'hospitalisaton à la demande d'un tiers, souvent mal comprise par l'entourage, surtout lors d'un premier épisode, est encore vécue, dans la majorité des cas, comme un internement chez les fous ; « on sait quand on y entre, on ne sait pas quand on en sort ». La famille se pose beaucoup de questions : « Que va-t-il penser, ne risque-t-il pas de me menacer ? ».

Le fait de signer la demande d'hospitalisation pour un proche engendre un stress non négligeable, la dynamique familiale en est perturbée. L'infirmier doit souvent réitérer les explications pour un entourage sous le choc, voire en état de sidération. Dans certains cas, il est impossible d'obtenir une demande, voire dangereux (délire paranoïaque avec persécuteur désigné). Dans ce dernier cas, le psychiatre pourra faire appel à l'autorité préfectorale pour l'établissement d'une hospitalisation d'office.

Note. — La suite du cas de Monsieur Pierre C... est développée à la fin du chapitre « Alcoolisme ».

SUICIDES ET AGITATIONS : DEUX CAS D'URGENCE

Henri SAVARIT

SUICIDES ET AGITATIONS : DEUX CAS D'URGENCE

I — INTRODUCTION.

En psychiatrie comme en toute autre spécialité médicale, il existe des situations d'urgence où le médecin est engagé à agir en prenant une décision rapide tant sur le choix thérapeutique que sur l'éventualité d'une hospitalisation. L'infirmier est engagé lui aussi à répondre à l'urgence qui peut être une situation de détresse intense vécue par le patient et/ou par l'entourage proche, le voisinage ou des collègues de travail.

1. L'accueil.

Dans un service d'urgence en psychiatrie, il est fréquent de côtoyer **la dangerosité, l'agressivité, l'agitation.** L'infirmier est sans cesse confronté à la pathologie psychiatrique dans ses aspects « bruyants », « flamboyants », car le patient arrive aux urgences en état de crise paroxystique, de raptus anxieux, d'angoisse extrême, de délire aigu.

L'urgence psychiatrique correspond le plus souvent à un moment de crise dans l'histoire du patient, à la phase inaugurale d'une pathologie psychiatrique, à une faillite de l'entourage proche, à l'épuisement d'un soutien impliquant de nombreux intervenants (sociaux, famille, voisinage, police, médecin de famille, etc.), à la déstabilisation d'une pathologie chronique, à la conséquence d'une interruption volontaire d'un traitement au long cours. D'où **l'importance de l'anamnèse** souvent obtenue avec plus de précisions auprès de l'entourage.

Le rôle premier de l'infirmier est l'accueil du patient, et de son entourage. Cet accueil influencera le type de relation s'effectuant entre patient et soignants.

Ce rôle est primordial dans le service d'urgences psychiatriques, lieu générateur d'angoisse.

Lors de la première rencontre, la méfiance vis-à-vis de la psychiatrie s'atténuera grâce à l'instauration d'une relation de confiance entre le patient, sa famille et l'infirmier d'accueil.

2. Calme, disponibilité, écoute.

L'infirmier doit savoir **dédramatiser ;** cela implique souvent de multiples interventions, aussi bien auprès du patient que de ses proches, notion particulièrement extensive puisqu'elle peut intéresser de façon centrifuge l'ensemble du tissu relationnel, de la cellule familiale jusqu'aux voisins ou au milieu professionnel.

La **disponibilité** de l'infirmier doit permettre l'**écoute** du patient, de sa famille. La précipitation, les attermoiements, les hésitations peuvent devenir des facteurs anxiogènes et être à l'origine d'erreurs lors de décisions précipitées ou hâtives.

3. *Travail d'équipe.*

Un travail d'**équipe** est facteur d'équilibre en psychiatrie. Equilibre pour un travail efficace, grâce au nombre et à la qualification du personnel soignant, compte tenu de la particularité de la population fréquentant le service d'urgence. La mixité parmi le personnel est aussi une source d'équilibre. La présence masculine assure une capacité dissuasive en cas d'agressivité physique d'un patient, elle permet aussi une plus grande efficacité en cas de contention (acte prescrit) forcée.

La présence féminine parmi le personnel infirmier des urgences apporte souvent une dimension apaisante, pouvant diminuer l'angoisse voire l'hostilité du patient envers les soignants.

4. *Evaluer la dangerosité.*

Le rôle infirmier, dans les situations de dangerosité, consiste tout d'abord à analyser la situation... est-ce un psychopathe et/ou un toxicomane qui simule ? est-ce un schizophrène déprimé... ou est-ce un *sans domicile fixe* qui recherche un hébergement ?... L'infirmier ne doit ni minimiser, ni dramatiser ou majorer l'agressivité. Il doit faire preuve de tact, de discrétion et de fermeté dans son langage et son attitude, afin de ne pas provoquer l'agitation.

II — RISQUES ET CONDUITES SUICIDAIRES.

Devant une personne qui exprime des idées suicidaires, avec ou sans antécédent de tentative de suicide, la connaissance de la sémiologie dépressive permet d'établir un diagnostic infirmier afin d'analyser au mieux la situation et de tenir compte des besoins fondamentaux.

Poser le diagnostic infirmier doit devenir un automatisme car les situations d'urgence nécessitent une analyse rapide des problèmes, une réponse à la demande du patient ou de son entourage avec des objectifs à court terme.

1. *Dépression névrotique.*

La tentative de suicide, fréquente dans les dépressions névrotiques, est considérée comme un appel au secours ; c'est le désir de modifier le type de rapports interpersonnels et de transformer le milieu. Mais l'acte suicidaire peut aussi avoir valeur de fuite devant une situation intolérable.

Face au risque suicidaire dans la dépression, l'infirmier doit être à **l'écoute** : une écoute bienveillante, rassurante. Sa disponibilité permanente permet de créer un climat de confiance. L'**observation** du patient est primordiale aux points de vue :
— somatique : sueurs, sommeil, tremblements, fièvres, pupilles, nausées... ;
— psychiatrique : angoisse, attitude d'écoute, peur, repli, claustration, dissociation, perte de l'élan vital, désintérêt pour les habitudes de la vie quotidienne.

Evaluation du risque suicidaire. L'analyse des éléments (écoute et observation) doit être complétée par une anamnèse précise auprès de l'entourage.

L'infirmier doit prendre soin d'**éloigner les objets dangereux** que le patient pourrait porter sur lui : couteau, revolver, médicaments, lames de rasoir, bouteille, corde... Cette action de prévention difficile en cas d'hostilité de la part du patient, peut être aidée par la participation d'un membre de l'entourage.

Une surveillance constante est nécessaire, et doit éviter de laisser le patient seul dans le service d'urgence. L'informer de la possible décision d'hospitalisation peut donner une indication sur le mode éventuel d'hospitalisation avec ou sans son consentement.

L'entretien infirmier (cf. chapitre I) doit permettre un recueil d'information le plus complet possible.

2. Dépression mélancolique.

Dans ce type de dépression, le risque suicidaire est particulièrement important : **la recherche de la mort est constante, minutieusement préparée,** et l'infirmier doit être particulièrement **vigilant** à l'égard de ce patient. Le suicide peut survenir à tout moment, en raison de l'intensité de la douleur morale. Le ralentissement psychomoteur, et l'apparent état de sidération du patient ne doivent pas diminuer la vigilance de l'infirmier. La surveillance du mélancolique nécessite une **présence constante à ses côtés,** jusqu'au moment du transfert dans le service d'hospitalisation où il sera pris en charge par une autre équipe soignante. L'hospitalisation se fait en urgence, le plus souvent sans le consentement de l'intéressé (hospitalisation à la demande d'un tiers), nécessitant l'application de l'article L 333 ou L333-2 du Code de la Santé Publique.

3. Risques suicidaires dans les délires.

Les patients délirants adressés au service d'urgence ne sont pas tous suicidaires. Tout dépend de la pathologie et du type de délire, de ses mécanismes et de ses thèmes.

Par exemple :

— Le mélancolique délirant, en raison de ses auto-accusations, ses idées de culpabilité, de fautes à expier, d'impureté, etc. présente un risque vital ; l'angoisse est présente, mais silencieuse.

— Le patient présentant une bouffée délirante à thèmes mystiques, avec la conviction délirante inébranlable d'une mission à accomplir comme par exemple celle de devoir sectionner son sexe afin d'expier les péchés du monde pour le racheter. Il veut s'offrir, se mutiler à la demande de Dieu, etc. Ce malade doit être protégé car le risque est vital.

— Le schizophrène halluciné obéissant aux voix qui lui ordonnent de se tuer (automatisme mental).

— L'expérience délirante trop angoissante qui provoque la fuite du patient et peut être à l'origine d'une défenestration.

— Le suicide altruiste de certains délirants (psychoses puerpérales ou mélancolies) qui met en danger la vie du patient et de son entourage, en particulier des enfants.

Les pathologies psychotiques sont marquées par une angoisse permanente, ou survenant par accès, liée à la dépersonnalisation et au morcellement (syndrome dissociatif).

Chez les schizophrènes, l'accès d'angoisse est souvent massif, aux expressions multiples et impressionnantes, vécu hors de la réalité. On le rapproche du sentiment d'étrangeté, de déréalisation intérieure et extérieure perçue par certains toxicomanes lors d'absorption de produits psychodysleptiques.

Devant les différents délires : délire onirique, délire paranoïde, délire paranoïaque, observés aux urgences, l'infirmier adaptera sa prise en charge.

Le rôle infirmier le plus important aux urgences est un rôle de **protection du patient contre lui-même.**

Règle essentielle : écarter tout objet dangereux, revolver, couteau, lame de rasoir, médicaments, lacets, ficelles... afin d'éviter le danger vis-à-vis du patient, de son entourage et bien sûr de l'équipe soignante. Eviter de laisser traîner sur les tables les cendriers de verre, ou de laisser les fenêtres ouvertes. L'observation constante du patient délirant permet de prévenir le risque de passage à l'acte et d'éviter la tentative de suicide. Gérer une situation, s'adapter afin d'établir une prise en charge de qualité est l'un des rôles propres de l'infirmier. Cette adaptation aux situations exige de la part de l'infirmier un travail de coordination avec les autres membres de l'équipe : par exemple la surveillance attentive peut être facilitée par une alternance entre infirmiers, la recherche d'objets dangereux portés par le patient peut être plus efficace à plusieurs... Dans un service d'urgence, l'équipe doit être très unie pour être efficace.

La présence de l'infirmier permet au patient de verbaliser son angoisse, et de décrire ce que les voix ordonnent... Le patient mis en confiance accepte de manger et de boire, ainsi que la prise d'un traitement per os. Il se laisse aussi examiner plus facilement. L'agressivité s'estompe au fur et à mesure que la confiance s'établit. L'infirmier, par sa présence rassurante, par sa disponibilité, sa capacité d'écoute, sa qualité relationnelle, évite un passage à l'acte suicidaire immédiat. Dans les pathologies délirantes, on ne peut deviner le plus souvent le lieu et le moment du passage à l'acte : tout est imprévisible dans le délire.

Au niveau somatique on observe le degré de vigilance, on vérifie la tension artérielle, la température, l'hydratation, la qualité et la quantité de sommeil et l'alimentation.

En fonction du mode d'hospitalisation (libre ou à la demande d'un tiers), l'infirmier informe le patient et sa famille et veille à la réalisation des formalités prévues par le Code de la Santé Publique (art. L 333).

L'infirmier du service d'urgence accompagne le patient dans le service d'hospitalisation, aux côtés d'un infirmier du service receveur, afin que le patient ait la certitude d'être reçu, d'être attendu dans le service, et non pas imposé. L'accompagnement dans le service d'accueil est un moment très important dans la prise en charge d'un patient hospitalisé.

4. Psychopathie et suicide.

Chez le psychopathe, le suicide est fréquent, il peut se manifester sous forme de simulations ou de chantages. Cela ne veut pas dire que la dépression n'est pas réelle. Le patient psychopathe ne supporte pas la moindre frustration. Sa personnalité est souvent marquée par une immaturité et sa sensibilité très souvent masquée par des comportements délictueux avec prise d'alcool, de drogues diverses. Ce vécu s'inscrit dans un climat social précaire et souvent dans la solitude. La dépression n'épargne pas le sujet psychopathe qui peut vivre très intensément un malaise intérieur pouvant déboucher sur un désir de mort.

Là non plus l'infirmier ne doit pas sous-estimer le risque suicidaire. Le psychopathe agit par **impulsion,** lors de raptus anxieux. Il peut avaler les médicaments qu'il trouve près de lui ou sur lui. Sous l'emprise d'alcool, de toxiques et de médicaments, le psychopathe s'automutile très fréquemment.

Dans un service d'urgence, la demande d'hospitalisation du psychopathe est souvent motivée par l'espoir d'échapper à la justice ou de manger et se reposer quelques jours à l'abri. Il exprime ainsi très souvent sa solitude, malgré les copains d'un jour et les relations passagères.

L'infirmier doit accueillir le patient psychopathe sans rejet ni jugement intempestif. Cependant son attitude doit rester ferme.

Les limites doivent être exprimées clairement et immédiatement. Sinon l'infirmier risque de se voir envahi par des demandes incessantes de médicaments, de cigarettes, de sandwichs... le psychopathe veut souvent tout, et tout de suite.

On retire les médicaments, les couteaux, les flacons d'alcool, les seringues, les bombes lacrymogènes afin de protéger le patient et les autres malades, mais aussi l'équipe soignante contre des gestes impulsifs d'auto et d'hétéro-agressivité.

L'hospitalisation d'un psychopathe reste toujours délicate car, très souvent, il ne respecte pas les règlements et contrats. A la moindre frustration il signe sa sortie contre avis médical. Il est très difficile de prendre en charge un psychopathe, même lorsqu'il est très déprimé, même lorsqu'il y a risque suicidaire.

Le rôle de l'infirmier est délicat, car ses possibilités de prise en charge sont souvent limitées : il trouve très peu de collaboration en face de lui ; cependant si le patient est réellement déterminé au suicide,l'application de l'article L 333 ou L 333-2 du Code de la Santé publique est souvent faite (cf. infra).

L'apparition en général brutale de manifestations de détresse, et notamment dépressives, marque une rupture et autorise une prise en considération à plusieurs titres : nécessité d'assistance et de soins, moyen de franchir une nouvelle étape pouvant faire envisager une stabilisation.

La demande de soins qu'effectue le psychopathe **se caractérise par l'immédiateté de la réponse attendue.**

Son état dépressif le situe en tant que malade et laisse espérer un possible échange. Dans ce cas, il convient de résister à la tentation du rejet qui consiste à taxer l'épisode intercurrent de simulation et de refuser ainsi le statut de malade.

Le risque cependant n'est pas mince : par le biais de l'accident psychiatrique, le psychopathe pénètre l'institution et y joue, rapidement, le rôle de leader ou de caïd, plaçant tout à la fois les soignés et soignants dans une position difficile à tenir. Vite exclu, sa tendance naturelle est de revenir, toujours sur un mode de pathologie aiguë, stigmatisant ainsi l'absence de structure adaptée à sa personne. Pourtant, l'accident dépressif authentique permet une rencontre thérapeutique par la régression qu'il implique.

III — LES ÉTATS D'AGITATION.

1. Types d'agitations.

Dans la plupart des cas, les sujets agités expriment des tendances agressives, mais également des tendances autres : des demandes, des désirs divers et plus généralement « un état de souffrance ».

Dans un service d'urgences, l'infirmier est très souvent confronté aux états d'agitation et d'agressivité.

— Les violences physiques et, souvent les conduites d'agitation, s'accompagnent de violences verbales, injures, insultes, menaces, paroles blessantes ou humiliantes. Par contre l'agressivité verbale peut ne pas être accompagnée de violences physiques.

— L'agitation peut prendre la forme d'une attitude négative : opposition, refus de parler, refus de s'alimenter, refus d'aide. Elle peut s'exprimer également par une attitude générale de mépris pour les autres ou pour leurs aspirations, leurs opinions, etc.

Devant les états d'agitation, l'infirmier doit adapter sa prise en charge en sachant qu'il y a des agitations contrôlables et des agitations incontrôlables.

Agitations incontrôlables.

— Les agitations chez les caractériels sous formes de colères pathologiques.
— Les agitations chez le confus.
— Les agitations chez les délirants.
— Les agitations chez les épileptiques (1).
— Les agitations chez le maniaque.

Agitations contrôlables.

— Les agitations du psychopathe.
— Les agitations du toxicomane.
— Les agitations de l'alcoolisé.
— Les agitations de l'hypertendu.

2. L'agressivité du patient et de l'infirmier.

La réaction agressive n'est pas obligatoirement dirigée vers le monde extérieur, contre l'auteur de la frustration, **elle peut être inhibée,** transformée en indifférence ou dans certains cas retournée contre le sujet lui-même. L'agressivité peut s'associer à un sentiment de culpabilité qui lui confère alors un pouvoir pathogène. Dans cette agressivité pathologique, la crainte des représailles se manifeste par des phases de dépression, d'auto-punition, signifiant peut-être une tentative d'éviter la punition des autres. Paradoxalement la dépression mélancolique est une manifestation grave de l'agressivité par laquelle la personne se punit par la suspension de toute activité vitale jusqu'au désir de mort.

Le rôle de l'infirmier est de créer un **climat sécurisant** qui évite au patient la réponse d'hostilité.

Un type de réaction négative serait de répondre à l'agressivité par une contre-agressivité, généralement inconsciente : il s'agit alors d'une faute thérapeutique que l'infirmier doit éviter.

Des formes très subtiles peuvent manifester cette contre-agressivité très nocive à la relation thérapeutique : impatience, refus de rencontrer ou de passer du temps avec le malade, réduire le malade à un simple diagnostic, accorder une importance excessive aux règlements.

La relation thérapeutique nécessite une **écoute et le respect de l'opinion du malade.** Cette relation devient angoissante et anti-thérapeutique si le soignant refuse de fournir aux questions du malade une information objective dans la crainte constante d'entâcher sa réponse d'une subjectivité trouble. **Directives autoritaires et absence de directives aboutissent finalement à des formes d'agressivité.**

---

(1) L'épilepsie entre dans le champ de la psychiatrie par le biais de la notion aujourd'hui désuète de « personnalité épileptique ». Nous renvoyons le lecteur aux ouvrages de neurologie.

3. La contention : une prescription médicale.

Un état d'agitation nécessite parfois une contention. Avant l'avènement des neuroleptiques, la camisole de force était le symbole de la réponse de l'hôpital aux problèmes de folies agitées. Aujourd'hui les états d'agitation cèdent avec l'emploi de traitements sédatifs, en particulier les neuroleptiques (voie per os ou parentérale). Mais une contention « musclée » avec l'aide de plusieurs soignants est parfois nécessaire pour éviter que le patient se blesse ou blesse une autre personne dans son agitation psychomotrice. Cette contention peut consister en une mise au lit forcée tenue par des sangles (ces cas restent heureusement l'exception). Parfois la simple présence de plusieurs soignants (quatre ou cinq) est dissuasive et permet de faire baisser la tension.

Dans tous les cas, la contention ne peut se faire que sur prescription médicale.

4. Rôle infirmier dans les grandes agitations non contrôlables.

Dans l'agitation maniaque, le désordre moteur est au premier plan. Il s'agit d'un « état de surexcitation des fonctions psychiques caractérisé par un déchaînement des pulsions instinctivo-affectives ». Le malade ne tient pas en place, s'autorise tous les excès et épuise son entourage. Il présente une surexaltation psychique et une insomnie.

Un certain nombre de **signes associés** doivent être recherchés car ils détermineront une conduite thérapeutique particulière :
— Un alcoolisme aigu, favorisant lui-même l'agitation et responsable de désordres biologiques.
— Des idées délirantes, à thèmes mégalomaniaques, de puissance et de persécutions... Cette sorte de « paranoïa aiguë » pouvant aller jusqu'à la désignation d'un persécuteur dans l'entourage, s'installe et cesse avec l'accès.
— Des aspects dépressifs, malgré l'apparente jovialité, l'euphorie dominante et le jeu, associés à un certain degré d'angoisse.

Face à l'agitation maniaque, l'infirmier **isole le patient** afin de limiter le nombre de spectateurs.

La surveillance doit être vigilante pour prévenir un geste auto ou hétéro-agressif.

Les troubles du comportement ne doivent pas faire oublier l'aspect somatique, en particulier l'existence d'une fièvre, d'une déshydratation, d'une dyspnée... Toujours informer le patient (même en cas de contention) du traitement sédatif prescrit par le médecin. L'explication crée un climat de confiance qui, même si les apparences sont contraires, s'instaure dès les premiers instants de la prise en charge.

Les explications doivent aussi être données à la famille ou l'entourage accompagnant le patient, et concernant en particulier l'application éventuelle, en cas d'hospitalisation, de l'article L 333 du Code de la Santé publique (hospitalisation à la demande d'un tiers (cf. infra).

Dans les autres agitations non contrôlables (délirants, sujets confus, épileptiques, névrotiques aigus), la surveillance infirmière est identique au niveau de l'agitation elle-même, et de la possible auto ou hétéro-agressivité. Cette surveillance est à associer à une observation rigoureuse de la réhydratation, la prise de température, la mise en chambre seule éclairée, porte non fermée, l'administration de médicaments sédatifs. Une surveillance infirmière continuelle est nécessaire afin d'éviter une contention thérapeutique qui, dans cette pathologie, risquerait de ne plus être thérapeutique. L'infirmier aura soin d'éloigner tous objets dangereux et de veiller à la fermeture des fenêtres...

L'infirmier éloigne aussi l'entourage et montre une attitude compréhensive et ferme à la fois ; présence rassurante, parole, écoute, dédramatisation sont ses principaux outils de travail.

En ce qui concerne **l'agitation des personnes séniles,** il s'agit là plutôt d'agitation à forme de panique, de fuite ou simplement de turbulence suite à une désorientation temporo-spatiale. Parfois se surajoutent des sentiments de persécution, le sentiment d'être volé, d'être mal aimé. L'infirmier aura un **rôle de réassurance,** de mise en confiance, de surveillance attentive car la personne âgée fugue très facilement. La surveillance concerne aussi l'état d'hydratation, la nourriture, l'hygiène. **On évite de laisser une personne sénile seule.**

5. Face à l'agitation contrôlable.

Elle a valeur de langage directement compréhensible, et d'expression « non verbalisée » d'une situation conflictuelle. Elle est **l'expression d'une crise** caractérisée par sa montée tensionnelle suivie d'une résolution.

Face à cette situation, l'infirmier reçoit insultes, menaces... cependant son rôle est de gérer les moments de crise, d'employer les mots qu'il faut au bon moment, sans juger ni sanctionner, d'écouter même lorsque cela devient insupportable, d'expliquer qu'un service d'urgences psychiatriques a le devoir de recevoir toutes personnes souffrantes, mais qu'il ne peut pas tout résoudre et qu'il doit diriger ces patients vers des structures plus adaptées (le bureau d'aide sociale pour tout ce qui ressort du social, vers des structures d'accueil pour les toxicomanes et vers les centres d'hygiène alimentaire [CHA]...).

IV — EXPLICATION DES MODES D'HOSPITALISATION.

Lors d'une hospitalisation sans le consentement de l'intéressé, selon les termes de l'article L 333 du Code de la Santé Publique, l'infirmier doit veiller à rassembler dans le dossier :
— les deux certificats médicaux ;
— la demande manuscrite d'un tiers.

L'infirmier doit informer le patient et son entourage des modalités de l'application de l'article L 333, et proposer le modèle de rédaction de la demande manuscrite. Il doit aussi s'assurer de l'inscription sur cette demande de l'identité du demandeur (nom, adresse, numéro de la carte d'identité)

cf. **« Psychiatrie de l'adulte » chapitre XIII,** même collection.

En résumé :

Faire :
— Dédramatiser.
— Savoir écouter.
— Assurer une coordination : travail d'équipe.
— Evaluer la dangerosité.
— Rester vigilant devant toute idée suicidaire.
— Sécuriser, rassurer.
— Isoler le patient, limiter le nombre de « spectateurs ».

Ne pas faire :
— Participer à l'agitation.
— Banaliser des idées suicidaires.
— Laisser le patient seul.

V — CAS CONCRET DE Mme F...

Arrivée au service d'urgence d'une femme de 37 ans, adressée par son médecin généraliste pour état dépressif.

Mme F... est née en Afrique du Nord, le milieu est aisé, elle est la dernière d'une fratrie de quatre enfants.

Elle est accompagnée par son ami et présente à l'entretien :
— un ralentissement psychomoteur ;
— une pauvreté du discours ;
— idées d'incurabilité, d'indignité évoquées en pleurant.

Lorsque l'hospitalisation lui est proposée elle se lève brusquement, se met à crier, à s'agiter et refuse violemment d'être hospitalisée. Elle prend divers documents se trouvant sur le bureau, ainsi que le cendrier et les jette sur le sol.

L'ami demande l'hospitalisation et ajoute des éléments anamnestiques. Mme F... est en France depuis l'âge de huit ans. Elle a été énurétique durant deux ans. A l'âge de 14 ans, elle fait une tentative de suicide médicamenteuse. Les études ont été brillantes, elle réussit le bac et accomplit cinq ans d'études supérieures. Vers 22 ans elle est enceinte d'un homme de trente-cinq ans. Sa famille refuse le mariage et la rejette. Elle fait une interruption volontaire de grossesse.

Les études sont abandonnées.

Elle trouve un emploi dans une librairie. Dix ans plus tard, elle se lie avec un client qu'elle admire (son ami actuel). Ils vivent ensemble et partent dans son pays natal en vacances. C'est au cours de ce voyage que commence un épisode dépressif. Selon son ami, cet état réapparaîtrait tous les deux ans, à la même époque.

Au cours de l'entretien Mme F... dit :
— « Dieu l'a punie, en lui refusant d'avoir un enfant avec cet ami... »
— « Elle se dit incapable, tout ce qu'elle entreprend rate... »
— « Elle n'a plus envie de rien... et elle porte malheur à sa famille... »
— « Je pense à ma mort, ainsi tout le monde aura la paix... »

A) Rôle prescrit.

1. Problème médical.

— Il s'agit d'une dépression sévère avec thèmes mélancoliques.
— Réticence à l'hospitalisation.
— Idées suicidaires exprimées.
— Notions d'évolution cyclothymique.

2. Objectifs médicaux.

— Nécessité d'hospitaliser Mme F...
— Si Mme F... refuse, malgré ce qui lui a été signifié, l'hospitalisation se fera sans son consentement (art. L 333 du Code de Santé Publique).
— Sédation de l'agitation.

— Prévention du risque suicidaire.
— Traitement de l'état dépressif.
— Instauration d'une chimiothérapie prophylactique de sa pathologie cyclothymique.
— Evaluer la demande et envisager une prise en charge psychothérapique à moyen terme.

3. Prescription médicale.

Pour l'agitation :

— Injection d'un neuroleptique sédatif tel que Loxapac® 4 ampoules en IM. L'injection est renouvelable si l'agitation ne cède pas dans l'heure qui suit la première administration.

Pour le risque suicidaire :

— Surveillance vigilante de la patiente.
— Ne pas la laisser seule.
— Eviter la proximité d'objets pouvant être dangereux.

Prévoir avant l'entrée dans le service d'hospitalisation :

— L'accompagnement de la patiente (son ami, ambulancier, infirmier...).
— Lettre pour le médecin de l'unité d'hospitalisation et compte rendu.
— Sont à prévoir :
- bilan biologique ;
- bilan pré-thérapeutique.

B) Rôle propre.

Problème infirmier.

Il s'agit d'une femme dont l'humeur varie entre un pôle dépressif et un pôle plus expansif proche de l'excitation. Cet état revient par périodes, entre lesquelles le retour à la normalité est la règle.

Diagnostic infirmier.

On dégage deux diagnostics :
1. La perte d'espoir.
2. La perturbation chronique de l'estime de soi.

1. Diagnostic n° 1.

La perte d'espoir.

Il s'agit pour une personne de la perte de confiance dans ses valeurs, ses croyances et qui n'a plus l'énergie suffisante pour réaliser et mener à bien ses projets.

Cette perte d'espoir se manifeste chez Mme F... par :

— Le refus d'hospitalisation.
— Sa violente crise d'agitation.
— Ses idées d'indignité.
— Ses idées d'incurabilité.
« Elle pleure... je suis incapable... je rate tout ce que j'entreprends... sa recherche de la mort qui reste présente... »

❑ Objectifs de soins infirmiers.

Mme F... ne reconnaît pas sa maladie, le refus d'hospitalisation est le reflet de sa perte totale de confiance dans les autres (ici ce sont les professionnels de santé), ce qui montre son total manque de confiance en elle. C'est la résistance la plus désespérée qu'elle montre à tout soin proposé : l'agitation en est l'expression motrice.

— Aider l'ami de Mme F... à rédiger la demande d'admission, sur papier libre :

- Nom.
- Prénom.
- Profession.
- Age.
- Adresse du demandeur.
- Adresse de Mme F...
- Nature des relations qui les lient.

— Les certificats médicaux de demande d'hospitalisation selon l'art. L 333 du Code de la Santé, sont associés.

— L'infirmier vérifiera l'adresse de Mme F... et la dirigera sur l'unité d'hospitalisation correspondant à son secteur.

— Il lui sera précisé, ainsi qu'à l'ami, les coordonnées du centre médico-psychologique (CMP) correspondant à son adresse, pour le suivi éventuel post-hospitalisation.

— L'infirmier assure une présence constante vigilante :

- Il protège Mme F..., sans se substituer à elle.
- Il assure une surveillance continue de ses faits et gestes et va l'accompagner à l'hôpital... de son secteur.

❑ Actions infirmières.

Surveillance constante de Mme F...

— Eloigner de Mme F... tout spectateur de la salle d'attente.
— Prise des constantes.
— L'accompagner dans une salle où elle peut être allongée.
— Injection du traitement sédatif.
— Rester près de Mme F...
— Accueillir et écouter ce que dit Mme F...
— Rester ferme et assurer des réponses claires sur ce qui lui arrive. Lui préciser le lieu où elle va être hospitalisée.

Aider Mme F... à parler de ses idées d'indignité.

Demander à l'ami de venir lorsqu'avec tact et délicatesse l'infirmier demande à Mme F... de lui remettre tout objet contondant (ciseaux, couteaux, coupe-papier, épingles, bouteilles), tout objet pouvant aider à la pendaison (ficelles, ceintures souples, collants), tout produit pouvant être avalé (médicaments, parfum...).

L'infirmier explique sa position de soignant. Il protège Mme F... de ses pulsions suicidaires.

Surveiller les effets de l'injection, faire un compte rendu de l'observation.

❑ Evaluation.

— Mme F... se calme sous l'effet du traitement.
— Mme F... s'abandonne aux soins et accepte de se rendre à l'unité d'hospitalisation, accompagnée de son ami et de l'infirmier qui remettra à ses collègues le dossier contenant les observations, les certificats médicaux, la demande signée du tiers.

2. Diagnostic infirmier n° 2.

Perturbation chronique de l'estime de soi.

— Il s'agit d'une opinion peu sûre, plus ou moins bonne de soi et ceci dans des circonstances variables.
— Cette conception que la personne a d'elle-même se trouve modifiée périodiquement.

Cette estime de soi est perturbée et se manifeste par :
— les études abandonnées ;
— l'épisode dépressif qui arrive dans son pays natal ;
— les périodes de dépression qui arrivent tous les deux ans et à la même époque ;
— **des propos :**
Dieu l'a punie, elle ne peut pas avoir d'enfants avec son ami.

❑ Objectif de soins infirmiers.

— Ce travail pour retrouver l'estime de soi fait partie du travail d'accompagnement des infirmiers en hospitalisation.

— C'est un travail au long cours.

— Il est basé sur la vie communautaire hospitalière et les principaux repères journaliers :
- le lever ;
- la prise des traitements, bilan pré-lithium ;
- les repas ;
- les activités ;
- le sommeil.

— **Et sur :**
- les rapports avec les autres patients ;
- les rapports avec les soignants.

— Le suivi au dispensaire du secteur est un projet thérapeutique élaboré avec la patiente pendant son hospitalisation. Ce suivi débute dès la fin de l'hospitalisation. Il comporte en particulier des consultations régulières avec le psychiatre, la mise en place de VAD (cf. chapitre), l'éventuelle prise quotidienne au CMP de son traitement (permet de surveiller l'observance), etc.

❑ Actions infirmières.

— Préparer une feuille du dossier de soins infirmiers sur laquelle sont notés tous les actes importants de surveillance accomplis aux urgences et la remettre à l'équipe d'hospitalisation (service d'accueil).
— Noter les coordonnées (adresse, téléphone...) de l'ami.
— Remettre les certificats médicaux d'admission et la demande d'admission de l'ami.

❑ Evaluation.

— Mme F... arrive dans l'unité d'hospitalisation, elle accepte les soins.
— Les transmissions infirmières sont assurées.
— Mme F... accepte la séparation avec l'infirmier des urgences.
— Un infirmier référent est nommé. Il va assurer le relais et par sa présence constante continuer à surveiller Mme F... et prévenir de possibles passages à l'acte suicidaire, ou d'éventuelles fugues.

ÉTATS DÉPRESSIFS

Henri SAVARIT

LES CONDUITES INFIRMIÈRES FACE A LA DÉPRESSION

I — INTRODUCTION.

Les états dépressifs représentent la pathologie la plus fréquemment rencontrée en psychiatrie. Selon l'Organisation Mondiale de la Santé, il existerait deux cents millions de déprimés dans le monde. Environ 10% de la population consultant en médecine générale présente un état dépressif.

« La dépression est le mal du siècle » dit-on ; si elle existait aux siècles précédents, sa fréquence est probablement plus importante à notre époque du fait des stress psychosociaux qui nécessitent une adaptation constante de l'individu et donc de nombreux changements dans ses modes de vie.

En effet, la dépression survient souvent dans les moments de rupture :
— L'adolescence, la paternité ou la maternité, la ménopause, la fin de l'activité professionnelle, la vieillesse, les changements familiaux (départ des enfants, divorce, veuvage...).
— Ou encore lors de traumatismes affectifs auxquels le sujet n'est pas préparé : conflits sentimentaux, difficultés professionnelles, deuils, maladie...

La dépression peut aussi venir compliquer d'autres pathologies psychiatriques : alcoolisme, psychoses, trouble de la personnalité, névroses... On parle alors de dépression symptomatique (cf. tableau I).

Dépressions primaires	Dépressions endogènes.	Psychose maniaco-dépressive bipolaire [accès maniaque(s) et dépressif(s)] Psychose maniaco-dépressive unipolaire (accès dépressifs récurrents)
	Dépressions psychogènes.	Dépressions : • réactionnelles • d'épuisement Dépressions névrotiques.
Dépressions symptomatiques	Névroses : • Névrose structurée • Personnalité pathologique Schizophrénie Délires chroniques Dépression post-psychotique Dépression du sujet âgé Alcoolisme Affections organiques Prescription médicamenteuse	

Tableau I : Classification des dépressions

Ces dépressions réactionnelles ou psychogènes sont les plus fréquentes. On décrit une entité bien individualisée : il s'agit d'un trouble endogène de la thymie, qui rentre dans le cadre nosologique de la psychose maniaco-dépressive (PMD). C'est une dépression qui surprend l'entourage, car elle survient comme un orage dans le ciel serein, souvent difficilement compréhensible, car « tout allait bien avant ».

Ses multiples formes (du spleen de Baudelaire aux conduites suicidaires...), ses diverses causes et sa grande fréquence donnent souvent l'impression, dans le discours général, que la dépression n'est pas une maladie, mais une faiblesse, un mal-être, voire un caprice. **La dépression est bien une maladie.** Il existe actuellement des traitements efficaces qui permettent sa guérison. Pourtant une partie des déprimés n'accède pas aux soins.

II — LE RISQUE SUICIDAIRE.

A) Caractéristiques.

L'infirmier psychiatrique, même s'il anime avec efficacité sa prise en charge, même s'il s'active à redonner goût à la vie au patient déprimé, à travers une relation d'écoute et d'aide, connaîtra des échecs sous la forme des tentatives de suicide.

La tentative de suicide et le suicide sont difficilement vécus et acceptés par l'équipe soignante. Ce risque complique tous les types de dépression et en détermine, en partie, le pronostic. Il représente le risque de mortalité le plus élevé en psychiatrie. C'est à peu près le seul risque vital lié à l'évolution des maladies mentales, environ 12 000 décès par an.

Le risque vital est majeur dans la mélancolie et nécessite l'hospitalisation en urgence dans un service psychiatrique.

	Tentatives de suicides	Caractéristiques essentielles
Dépression	+++	A toujours rechercher si idées de suicide exprimées.
Mélancolie	++++	Suicides gravissimes, parfois « altruistes ».
Hystérie	+++	Se méfier de l'impression d'inauthenticité des menaces. Rôles de l'entourage ++. Syndrome dépressif associé fréquent.
Névrose obsessionnelle	+	Obsession de mort très fréquente. Lutte anxieuse contre les impulsions. Peu de passage à l'acte.
Crises suicidaires névrotiques	++	Impact symbolique et demande de communication. Facteurs extérieurs souvent déclenchants.
Etats limites	++++	Impulsions suicidaires majeures. Toxicophilies. Prises en charge difficiles. Récidives ++.
Psychoses délirantes aiguës	+++	Onirisme. Confusion. Syndrome d'influence. Imprévisibilité. Conviction délirante.
Schizophrénie	+++	Climat froid et hermétique. Gestes graves. Fréquents au début. Sensibilité à l'environnement familial et thérapeutique. Troubles dysthymiques fréquemment associés. Gestes souvent liés à une activité délirante.
Délires chroniques	+	Lors des paroxysmes délirants. Trois sentiments dominent (H. Ey) : « Holocauste, fuite, vengeance ».
Psychopathie	++	L'agi tient lieu de moyen de communication. Manipulations habituelles. Toxicophilie associée.
Alcoolisme chronique	++	Les conduites d'alcoolisation augmentent le risque suicidaire (quels que soient les autres troubles). Fréquence des dépressions associées. Fréquence importante durant le sevrage. Raptus suicidaire en cas d'ivresse pathologique.
Pathologie de l'adolescence	+++	Réorganisation de la personnalité, idées de mort, déterminants ludiques et initiatiques.
Personnes âgées	+++	Troubles somatiques associés. Désespoir. Démence au début/Mélancolie d'involution.

Tableau II : Suicides et troubles psychiatriques.
(cf. Guide pratique de psychiatrie, Ed. Heures de France, 1993)

On distingue trois degrés :

1. Le désir de suicide : exprimé ou non, précède la réalisation.

L'idée de suicide envahit tout le champ de conscience soit de manière permanente, soit par intermittence, parfois lors de raptus anxieux.

Plus la relation entre l'infirmier et le malade sera confiante, plus ce désir sera exprimé facilement et plus il sera facile de prévenir la tentative.

2. La tentative de suicide : toute tentative doit être signalée, même minime en apparence (les cas, par exemple, des conduites suicidaires ou équivalents suicidaires). Cf. chapitre « Urgences ».

Le partage de l'information est primordial : noter sur le cahier de soins, en discuter lors des réunions d'équipe.

A partir de ce moment, la surveillance infirmière doit être vigilante et constante.

Le malade peut aussi menacer de se suicider sans en avoir vraiment l'intention. Il s'agit du **« chantage au suicide »**. Cette terminologie n'est pas exacte et faute de leur offrir une attitude adéquate, il n'est pas exceptionnel que ces sujets réalisent un jour leur suicide.

Citons les **équivalents suicidaires,** tels que les **automutilations, le refus d'aliments et même le refus de traitement** qui sont des comportements pouvant avoir la même signification que le suicide.

3. Le suicide.

Dans un service de psychiatrie, le mode de suicide par la pendaison est fréquent. Pour cela il suffit de peu de matériel : un drap, une ceinture de peignoir...

Il est parfois nécessaire d'écarter tout ce qui peut servir de lien.

Le suicide par submersion peut aussi être réalisé à l'hôpital, soit dans une baignoire en profitant d'un moment d'inattention de l'infirmier, soit dans une pièce d'eau de l'établissement. Lorsque le malade prend son bain, il va de soi de le surveiller ; si la salle de bains n'est pas utilisée, elle doit être fermée à clefs.

La tentative de suicide par l'ingestion d'objets divers ou des médicaments des autres patients n'est pas rare. Il est nécessaire d'éviter les accumulations de cachets.

Malheureusement le malade profite souvent d'une permission, ou s'évade, pour se suicider.

Parfois on ne peut pas éviter un suicide. Les exemples ne manquent pas : tel ce patient retrouvé, dans son lit, le matin, mort étouffé dans un sac plastique, après avoir bourré sa bouche de compresses humidifiées. Et paradoxalement, on se culpabilise en se disant « on aurait pu l'éviter », ce qui est aberrant, devant un tel désir de mort. Par contre, il s'agit d'une faute professionnelle d'oublier, par exemple, de fermer les fenêtres...

B) Le rôle infirmier face au risque suicidaire.

• L'infirmier veillera à ne pas laisser seul le patient, et à assurer une présence active avec une écoute attentive. Cette surveillance active, avec une relation de confiance entre le malade et son infirmier, demeure la seule précaution sûre.

Sa présence rassurante, son soutien, sa grande vigilance permettent de passer ce cap difficile, de reprendre une **confiance en soi (c'est un point primordial de la thérapeutique infirmière, accompagner le patient dans ce sens).**

• L'aménagement des locaux et la mise à l'écart de tout objet pouvant servir au suicide sont indispensables.

• Le tact est nécessaire. En effet, cette surveillance risque de devenir une manière d'espionnage assez agaçante, voire angoissante, pour le malade.

• La surveillance s'exerce par le maintien d'une relation affective chaleureuse s'exprimant souvent par une simple sympathie silencieuse mais respectant une certaine distance, garante des positions respectives soignant-soigné.

• La vigilance est nécessaire. Il existe souvent de petits signes avant-coureurs qui ne devraient pas échapper à une observation rigoureuse. On ne soulignera pas assez le rôle important de l'infirmière qui est au contact permanent du malade. L'évaluation du risque suicidaire ne repose sur aucune donnée objective, l'expérience et l'intuition sont primordiales, sachant que lors des entretiens médicaux avec les médecins, le malade a tendance à occulter les signes avant-coureurs.

• L'acte peut être préparé avec minutie et intelligence, « suicide prémédité ». En dehors des préparatifs (corde, instrument, accumulation de médicaments, etc.) que l'on peut découvrir, l'infirmière doit savoir dépister de petites modifications insolites de l'humeur :
— Accentuation de la thymie dépressive ou du comportement.
— Attitude enjouée paradoxale.
— Excitation le soir, pouvant être le signe précurseur d'une tentative de suicide pour la nuit ou l'aube suivante.
— Vers 17-18h, il y a augmentation des tentatives, probablement liée à une recrudescence de l'anxiété.
— Il faut se méfier du déprimé inactif qui demande subitement à travailler hors de l'unité de soins, à participer à une promenade, ou qui demande une permission, autrement dit cherche à se soustraire à la surveillance infirmière. Le patient choisit le plus souvent les moments où les infirmières sont le plus occupées dans le service.

• **Chez le mélancolique,** la vigilance doit être accentuée. Dans ce cas, certaines périodes de la journée peuvent correspondre à un risque suicidaire plus grand, comme par exemple les premières heures de la matinée.

L'infirmier a un rôle important. Sa disponibilité, son écoute, sa présence rassurante, sa surveillance accrue permettent au patient d'exprimer son mal-être, d'établir une relation d'aide et de confiance dont le caractère thérapeutique peut prévenir le passage à l'acte.

A retenir.

Tout déprimé est susceptible de présenter des idées de suicide et de commettre une tentative de suicide.
Ne jamais banaliser une TS ou des idées suicidaires, même en cas d'antécédents de nombreuses TS. Le soignant doit se méfier de sa propre lassitude face aux TS répétitives.

III — RÔLE INFIRMIER DANS LA THÉRAPEUTIQUE ET SA SURVEILLANCE.

A) L'accueil infirmier :

1. Du patient dans le service.

Son installation : éviter une chambre individuelle si elle est loin du poste infirmier, une chambre à deux personnes est parfois préférable.

2. De la famille.

L'infirmier est souvent plus au contact des familles que le psychiatre. Son rôle consiste à aider à une meilleure acceptation de la dépression par la famille, et à dédramatiser une hospitalisation en psychiatrie.

B) Le bilan médical.

Avant la mise en place d'un traitement chimiothérapique antidépresseur, et pour éliminer une cause organique, un bilan médical s'impose.

L'infirmier doit souvent intervenir une seconde ou Xième fois pour expliquer la nécessité des examens prescrits par le praticien :
— Bilan biologique standard.
— T4 libre et TSH ultrasensible : dépistage d'une dysthyroïdie pouvant prendre le masque d'une dépression clinique.
— ECG : recherche de trouble de la conduction cardiaque, du rythme, avant la prise d'antidépresseurs tricycliques.
— EEG, scanner cérébral.

C) Mise en place du traitement chimiothérapique.

1. Classification des antidépresseurs.

Ce tableau est proposé à titre indicatif afin de s'habituer aux différentes formes et à leur posologie d'emploi, ceci pour faciliter leur maniement.

Tableau III - Classifications des antidépresseurs : classification chimique.

		Cp (mg)	Gttes	Amp. IM (mg)
Anafranil®	Clomipramine	10 25 75	—	25 mg IM IV
Defanyl®	Amoxapine	50 100	Sol 5%	—
Deparon®	Démexiptiline	25	—	—
Elavil®	Amitriptyline	10 25	—	—
Insidon®	Opipramol	50	—	—
Kinupril®	Quinupramine	2,5 7,5	—	—
Laroxyl®	Amitriptyline	25 50	4%	50 mg IM IV
Pertofran®	Désipramine	25	—	—
Prothiaden®	Dosulépine	25 75	—	—
Quitaxon®	Doxépine	10 50	1%	25 mg
Sinéquan®	Doxépine	10 25 50	—	—
Surmontil®	Trimipramine	25 100	4%	25 mg
Tofranil®	Imipramine	10 25	—	25 mg
Vagran®	Propizépine	50	—	—

Antidépresseurs tricycliques (imipraminiques)

Tableau III (suite) : non tricycliques-non IMAO.

—		**Cp** (mg)	**Amp. IV**
Athymil® *	Miansérine	10 30	—
Clédial®	Médifoxamine	50	—
Conflictan®	Oxaflozane	Gttes 2%	—
Floxyfral®	Fuvoxamine	50	—
Ludiomil® *	Maprotiline	25 75 Gttes à 2%	Amp. 25 mg
Pragmarel®	Trazodone	100	—
Prozac®	Fluoxétine	20	—
Stablon®	Tianeptine	12,5	—
Survector®	Amineptine	100	—
Vivalan® Vivalan® LP	Viloxazine	100 300	Amp. 100 mg

(*) Athymil® et Ludiomil® sont des antidépresseurs tétracycliques. Athymil® est dépourvu d'effets anticholinergiques et de toxicité cardiaque.

2. Chimiothérapie par perfusion.

L'intérêt de la voie IV repose sur le nursing qui accompagne l'instauration et l'administration du médicament. L'écoute pendant le soin, sans oublier une surveillance accrue du patient, participent à la relation de maternage.

L'Anafranil® (Clomipramine), ampoule de 25 mg, est l'antidépresseur de référence.

On augmentera les doses par paliers d'une ampoule (soit 25 mg) jusqu'à une dose suffisante de 5 à 8 ampoules (100 à 200 mg).

Le rôle infirmier comporte :

☐ La surveillance du patient, pluri-quotidienne lors de l'initiation du traitement ; en fait il s'agit essentiellement de surveiller l'apparition des effets secondaires.

• **Surveillance des effets anticholinergiques périphériques.**

— Constantes biologiques :

- **Pouls.**

- **Pression artérielle** : recherche d'une **hypotension orthostatique.** On prend la PA après 10 minutes de décubitus puis debout. Noter l'apparition d'une éventuelle lipothymie.

NB : on parle d'hypotension orthostatique quand il existe une chute nette supérieure ou égale à 20 mm Hg du chiffre systolique lors du passage du décubitus à la position debout.

Avertir d'emblée de la possibilité de malaise lors du changement de position où le risque de chute est important (hypotension orthostatique). Parfois, il est préférable que le malade garde le lit et attende avant de se lever.

L'hypotension orthostatique est un effet secondaire fréquent des antidépresseurs tricycliques, pouvant bénéficier d'un traitement correcteur : **Dihydroergotamine, Yohimbine, Hept-à-Myl.**

— **Transit intestinal :** constipation ++, risque d'occlusion paralytique.

Penser à demander un repas avec fibres, voir avec la diététicienne.

— Troubles de l'accommodation visuelle pouvant gêner la lecture.

— Hyposialorrhée. Conseiller :
- de boire de l'eau (sauf si rétention urinaire), souvent et par petites quantités ;
- de mâcher un chewing gum **sans sucre** car la sécheresse de la bouche rend les dents plus fragiles (caries) ;
- ou prévenir le psychiatre qui prescrira du Sulfarlem S 25®.

— Surveillance de la diurèse en raison du risque de rétention urinaire.

• **Surveillance des effets adrénomimétiques périphériques.**

— Palpitations.

— Sueurs.

— Bouffées de chaleur.

• **Syndrome tremblement dysarthrie.**

• **Poids** : la prise de poids est inéluctable avec les TC : surveillance serrée. Le recours à la diététicienne permet de limiter la surcharge.

• **ECG** tous les 7 jours en cas d'utilisation des tricycliques, des tétracycliques.

☐ **La surveillance de l'état psychique :**

• **Surveillance de l'état de conscience pluri-quotidienne : risque accru de confusion mentale chez les personnes âgées, lors des traitements tricycliques.**

• **Surveillance du risque suicidaire : d'une façon générale il faut connaître le délai d'action des antidépresseurs et le risque élevé de passage à l'acte suicidaire en début de traitement en raison de la levée d'inhibition** qui précède la disparition des idées suicidaires et facilite le passage à l'acte.

Pas de relâchement excessif de la surveillance, même si une relation de confiance s'est créée en quelques jours.

> La levée d'inhibition consiste en une diminution de l'auto-contrôle (inconscient) mis en place par le patient visant l'évitement du suicide lors de vécus affectifs trop pénibles. En supprimant cette inhibition « instinctive » par le traitement antidépresseur, on génère le risque suicidaire.

Délais d'action à titre indicatif :

• Tricycliques : 10 à 15 jours.

• Nouveaux antidépresseurs non tricycliques : 6 à 10 jours.
— Ne pas oublier la queue de la mélancolie (période suivant la sortie de l'hôpital après l'apparente guérison, mais où le suicide peut survenir à tout moment).
— Insomnie ou somnolence selon le produit.
— Réactions anxieuses, surtout sous Tofranil®, Prozac®, Survector®, Vivalan®.

— Réactivations délirantes dans les cas de dépressions symptomatiques.
— Apparition du virage de l'humeur survenant entre la première et la troisième semaine.

La pratique d'un traitement par perfusion n'apporte pas un effet thérapeutique supérieur du point de vue chimiothérapique par rapport à la forme per os. Mais elle permet un abord psychothérapique à travers le soin. Les gestes techniques et le contact physique permettent l'établissement d'une relation privilégiée avec le malade. Il existe ainsi plusieurs niveaux de communication verbale et non verbale. Ces messages ne doivent pas être contradictoires. Par exemple, parler avec douceur au patient et effectuer des gestes brusques, distants lors des soins, ou l'inverse.

Comme nous l'avons vu (cf. chapitre « Diagnostic infirmier ») et après une analyse concrète de la situation (décret du 15 mars 1993) en application du rôle propre qui lui est dévolu en plus de la surveillance du patient et de l'application de la thérapie, il est important d'expliquer au patient la réalité de son état et de nommer sa maladie : la dépression. **L'acceptation de la maladie par le patient est une phase importante de la guérison.** Il n'est pas facile de se voir faillible.

3. Electroconvulsivothérapie.

Dans les traitements, l'électroconvulsivothérapie (ECT), anciennement appelée à tort électrochoc ou sismothérapie, prend une part croissante dans l'arsenal thérapeutique.

Comme son nom l'indique, il s'agit de déclencher une crise convulsive par le passage du courant électrique à travers le cerveau. L'appareil délivre une certaine quantité d'électricité, pendant un temps donné, énergie électrique suffisante pour déclencher la crise convulsive. Cette quantité d'énergie est calculée de manière empirique en fonction de la clinique : apparition d'une crise convulsive bilatérale tonicoclonique. Le courant passe entre deux électrodes.

Il existe peu de complications :
— Des troubles cognitifs :
  - un état confusionnel en général transitoire, nécessitant une surveillance en cas d'agitation ;
  - des troubles mnésiques fréquents, mais habituellement régressifs à la fin d'une cure.
— Un virage de l'humeur.
— Par rapport aux antidépresseurs, le risque mortel est bien inférieur.

☐ **Indications** (reconnues par la plupart des auteurs).

— **Mélancolies** délirantes, stuporeuses, agitées.
— Dépressions graves, non traitables par antidépresseur en raison de leur contre-indication (sujet âgé, grossesse).
— Dépression résistant au traitement chimiothérapique (au moins un à deux mois à dose efficace).
— Moins classiques : accès catatoniques chez les psychotiques, accès maniaque.

☐ **Contre-indications.**

• **Absolues** (classiquement) :

— Hypertension intracrânienne.
— Tumeur cérébrale.

— Anévrysme cérébral.
— Anévrysme de l'aorte.
— Phlébite récente emboligène.
— Patient sous anticoagulant.
— Patient sous IMAO (délai d'arrêt : 15 jours avant).

Chaque cas est particulier. Parfois la nécessité et l'urgence rendront relative une contre-indication absolue.

• **Relatives** :

— Insuffisance cardiaque.
— Insuffisance respiratoire.
— Accident vasculaire cérébral récent.

□ **Rôle infirmier dans une cure ECT.**

La cure comprend classiquement une dizaine d'ECT sous AG. On pratique 3 séances par semaine, 1 jour sur 2.

1. Phase préparatoire en vue d'une anesthésie générale.

a) Bilan pré-anesthésie générale.

L'infirmier veille à la réalisation :
— Bilan biologique standard.
— ECG.
— Rx thorax.
— Pesée du malade (permet le calcul des doses de curarisant, d'anesthésique à la recherche d'un processus d'hypertension intracrânienne).
— Prendre rendez-vous en consultation de pré-anesthésie avec l'anesthésiste.
— EEG : recherche d'un terrain épileptique.
— Fond de l'œil : recherche d'un processus intracrânien.
— Accompagner le patient avec son dossier médical et de soins infirmiers. Ce rôle d'accompagnateur est primordial pour servir d'intermédiaire entre le patient et l'anesthésiste qui n'est pas forcément rodé à ce type de patient. Surveiller le risque suicidaire pendant les trajets.
— Des bilans ou des investigations complémentaires pourront être demandés selon les informations fournies par la consultation pré-anesthésie.

b) S'assurer que la famille a signé et daté la demande d'autorisation d'ECT.

« Je soussigné(e) M., Mme .... en qualité de .... autorise à pratiquer les séances de sismothérapie sous anesthésie générale sur la personne de M., Mme ....

Berck Plage, le ....

Signature

2. La veille d'une ECT.

— Accompagnement psychologique. Expliquer au malade s'il peut l'entendre, en dédramatisant ce qu'est une ECT, à quoi elle sert.
— Lui préciser qu'il doit rester à jeun à partir de minuit.

— Retirer toute nourriture, carafe d'eau. Risque de fausse route lors de l'anesthésie, lors de la perte de conscience due à la crise convulsive.
— Ne pas fumer avant (parfois illusoire) car la cigarette augmente les sécrétions bronchiques.
— L'infirmier s'assure que les résultats sont rassemblés dans le dossier du patient et mis à la disposition du médecin.

3. Le jour de la séance.

a) Dans le service d'origine.

— Vérifier que le patient est à jeun depuis la veille.
— Ne pas administrer de médicaments, sauf indications médicales précises.
— Effectuer éventuellement, avant la séance, la prémédication prescrite, par exemple : prise de caféine en sous-cutané 1/2 heure avant afin d'abaisser le seuil convulsif.
— Prévention de la confusion par injection IM de vitamine du groupe B (pour certains).
— NB. : Avec un peu d'eau, la prise d'un cachet 1 heure ou une 1/2 heure avant est réalisable.
— Préparation du malade :
- faire enlever le dentier, s'il y en a un
- faire enlever les bagues et le soutien-gorge (pose d'électrodes pour le scope - ECG).

b) Dans la salle d'anesthésie.

— Accompagner le patient avec son dossier médical.
— Informer le médecin anesthésiste de toute modification de l'état de santé du malade.
— Immédiatement avant le traitement, faire uriner le patient.
— Le rassurer et l'aider à s'installer.
— Aider à sa surveillance au cours et après l'ECT.
— Préparation de l'anesthésie.
Cette préparation est souvent faite par l'anesthésiste ou l'infirmier anesthésiste. L'infirmier accompagnant peut être amené à la faire.

En général :
— Préparer une seringue de 1/4 à 1/2 mg d'Atropine (ampoule).
— Préparer une seringue de curarisant à demi-vie courte : Celocurine.
— Préparer une seringue d'anesthésique ne modifiant pas le seuil convulsif : Hypnomidate. Chaque seringue porte le nom du produit qu'elle contient, écrit au marqueur ou sur une étiquette, laissant la graduation visible. Ceci est bien entendu réalisé dans la salle d'ECT.
— S'assurer que l'appareil à ECT soit bien branché sur le secteur, que la pâte conductrice soit bien appliquée sur les électrodes, qu'il y ait une canule de Guédel ou un mors de caoutchouc que l'on introduira dans la bouche du patient une fois curarisé afin d'éviter les morsures de langue.
Ces précautions seront prises tout en rassurant le patient, en lui donnant le sentiment qu'il s'agit de la préparation à un traitement, en évitant tout ce qui peut l'effrayer.

— Présence rassurante près du malade au moment du réveil, patient tourné sur le côté (tête en PLS).
— En cas d'agitation, veiller à lui éviter une chute en le maintenant doucement sur le lit, en le rassurant.
— Attendre qu'il soit bien éveillé pour le laisser se lever.

— Le rassurer s'il s'inquiète de ne pas reconnaître les lieux en cas de confusion mentale post-critique.

Cette phase de réveil est essentielle. La reprise de conscience se fait progressivement et parfois joue un très grand rôle dans le mécanisme de guérison. L'infirmier ne doit pas oublier toutes les appréhensions qui peuvent naître chez un sujet demi-conscient voire confus et pour lequel chaque parole, chaque attitude de l'entourage éveille l'angoisse et quelquefois l'épouvante. **Le réveil se fait dans un contexte de réassurance, et de relation affective.**

— Après avis du médecin anesthésiste, retour dans le service dans les meilleures conditions.

c) Surveillance du patient dans le service.

— Appliquer les prescriptions du médecin anesthésiste : traitement, délai d'attente pour la reprise de l'alimentation.
— Surveiller l'état de conscience, le comportement et les constantes du patient (à noter sur le dossier de soins infirmiers).
— Rassurer le patient au sujet des troubles mnésiques. Lorsqu'on est élève, on a parfois un regard accusateur face à « l'électrochoc » synonyme de torture, de punition. Mais lorsqu'on travaille dans un service de psychiatrie et que l'on constate les résultats positifs, tout particulièrement sur les personnes âgées, alors notre regard change, notre travail infirmier devient un travail :
— d'explication ;
— de démystification ;
— de réassurance ;
— d'écoute ;
— de surveillance accrue dans un but intelligible.

Eviter de prononcer le terme d'« électrochoc » au profit de l'**électroconvulsivothérapie (ECT)** qui est un terme précis, juste, et qui n'a pas la connotation péjorative, anxiogène du premier.

En résumé :

Evaluer le risque suicidaire :
— Ne pas minimiser une idée suicidaire.
— Vigilance.
— Ecoute attentive.
— Présence rassurante.
— Mettre à l'écart tout objet dangereux.

Eviter de laisser le patient seul dans le service.

Assurer un nursing autour de la prescription médicale (perfusions).

Explication et accompagnement psychologique du patient lorsque sismothérapie.

Présence rassurante lors du réveil de la sismothérapie.

IV — CAS CONCRET D'ANGELINE.

Angeline B... a été hospitalisée dans un service de psychiatrie pour une durée de quinze jours à la suite de troubles du comportement survenus dans un contexte de dépression sévère.

Cet épisode dépressif a débuté lors des vacances de sa fille et de son gendre.

Agée de 83 ans, la patiente tient des propos délirants sur la mort présumée de son chien. Le traitement antidépresseur instauré dans le service a permis une normalisation de son humeur ; son comportement est cohérent. Elle n'a pas d'antécédents psychiatriques. Elle vit confortablement grâce à sa retraite d'ancienne sage-femme.

Un suivi psychiatrique au centre médico-psychologique (CMP) lui est proposé. La famille a choisi une garde-malade qui reste à demeure 24 heures/24. Cette dernière appelle le CMP et signale l'état d'Angeline B...

La patiente ne s'alimente plus, ne fait plus ses courses, est extrêmement hostile, voire odieuse, est désorientée dans le temps, ne dort pas la nuit, ne fait plus rien chez elle et tient les propos suivants :
« Je n'intéresse plus personne. » « Mon chien est mort. » « Ce serait mieux d'être morte. » « A quoi ça sert de vivre, et pour qui ? »

Le traitement est le suivant :
— Anafranil 75® : 1/2 cp matin.
— Stablon® : 1 cp matin - 1 cp midi - 1 cp soir.
— Melleril® : 10 gttes matin - 10 gttes midi - 10 gttes soir.
— Haldol® à 2% : 20 gttes matin - 10 gttes midi - 10 gttes soir.
— Mépronizine® : 1 cp si insomnie.
— Heptamyl® gttes : 50 gttes matin - 50 gttes midi - 50 gttes soir.

A) Rôle prescrit.

a) Problème médical.

— Prise en charge à domicile d'une personne âgée présentant une dépression sévère (sentiment d'indignité, auto-accusation, repli sur soi, idées suicidaires...).
— Anorexie.
— Insomnie.
— Eléments confusionnels (désorientation...).

b) Objectifs médicaux.

— Traitement chimiothérapique d'une personne âgée dépressive avec maintien dans son cadre de vie habituel.
— Envisager des visites au domicile d'Angeline B... deux fois par jour, avec deux infirmiers de l'équipe du CMP (matin et fin d'après-midi).
— Prévoir ces VAD pour une durée de huit jours pour permettre une évaluation de l'état clinique et évolutif d'Angeline et de son comportement au domicile.
— Protocole de soin élaboré en concertation avec l'équipe pluridisciplinaire.
— Bilan médical.
— Bilan social (dans un 2e temps).
— Bilan infirmier et évaluation après huit jours, puis réaménagement du cadre de soin avec les infirmiers référents.

c) Prescription médicale.

— Vérification de la prise du traitement.
— Surveillance de la tolérance et de l'efficacité du traitement.
— Connaître les effets secondaires possibles du traitement instauré.
— Prise des constantes, notamment de la TA.
— Ecoute/soutien infirmier et observation du comportement d'Angeline B... chez elle :
- lors des repas et des activités quotidiennes (toilette, hygiène, orientation...) ;
- son comportement avec son chien, animal auquel elle est attachée.

B) Rôle propre.

Trois diagnostics correspondent à trois aspects du problème médical :

Se nourrir.

L'un des besoins vitaux de l'être humain n'est pas rempli :
« Incapacité partielle de se nourrir ».

Dormir.

Un autre besoin fondamental : dormir, est perturbé :
« Perturbation des habitudes de sommeil ».

Perte d'espoir.

L'espoir est un sentiment de confiance que l'on porte en soi, il est lié aux autres et à l'intérêt que l'on porte aux projets de sa vie, pour les réaliser :
« Perte d'espoir ».

1. Diagnostic infirmier n° 1.

Incapacité partielle de s'alimenter.

Se nourrir fait partie des besoins fondamentaux et vitaux de l'être humain, son absence entraîne de graves désordres physiologiques. Chez Angeline, le besoin vital de se nourrir n'est pas rempli.

Cette incapacité partielle se manifeste par le fait qu'elle :

— « ne s'alimente plus » ;
— « ne fait plus rien chez elle, donc pour elle » ;
— « est anxieuse... ».

❑ Objectifs de soins infirmiers.

— Angeline pourra exprimer verbalement, sans être jugée, son désir de ne pas se nourrir.
— Les effets du traitement antidépresseur vont aider Angeline à retrouver peu à peu son intérêt pour la nourriture.

❑ Actions infirmières.

— Recueillir les données fournies par la garde-malade.
— Observer le comportement d'Angeline, lorsqu'elle prend son repas.
— Discuter avec Angeline, la stimuler et l'aider à améliorer ses repas, et leur présentation.
— Répérer ce qu'elle aime manger. Elaborer avec elle le menu d'un repas.
— Accepter (sans donner de réponses) d'écouter sa perte d'intérêt pour la nourriture, car c'est une conviction quasi délirante qui est liée à sa dépression.
— Rester un peu plus de temps, adopter son rythme à côté d'elle. Les repas sont pris de façon lente.

❑ Evaluation.

— Montrer à Angeline la progression de son état.
— Angeline retrouvera le goût et l'intérêt de se nourrir.

2. Diagnostic infirmier n° 2.

Perturbation des habitudes de sommeil.

Le sommeil.

Etat d'une personne qui est caractérisé par l'inactivité extérieure, avec une diminution d'une certaine forme de la sensibilité et un ralentissement de certains processus physiologiques.

Le sommeil est une fonction physiologique aussi nécessaire que l'alimentation. Elle fait partie des besoins fondamentaux de l'être humain.

La perturbation des habitudes de sommeil se manifeste chez Angeline B... par une confusion entre le jour et la nuit. Soit une désorientation dans le temps.

❑ Objectifs de soins infirmiers.

— Faire le point avec la garde-malade et continuer les actions entreprises.
— Angeline doit respecter la prise et l'horaire du traitement hypnotique qui lui a été prescrit.
— Elle pourra acquérir un sommeil réparateur.

❑ Actions infirmières.

— L'auxiliaire doit être informée par l'infirmière de l'importance du respect des règles hygiéniques du sommeil, en particulier l'horaire régulier du coucher.
— L'absence de sommeil va entraîner chez Angeline une incapacité à prévoir et organiser le déroulement logique des événements de la vie quotidienne. Cette incapacité est un facteur d'aggravation de la dépression.

❑ Evaluation.

La restauration du sommeil va permettre à Angeline de retrouver la capacité d'organiser sa journée, de faire face aux situations les plus classiques de la vie quotidienne.

Elle éprouvera un sentiment de sécurité interne, fatiguera moins son entourage et pourra de nouveau établir des liens avec sa famille, son voisinage.

3. Diagnostic infirmier n° 3.

La perte d'espoir.

L'espoir est un sentiment inné à chaque individu qui lui permet d'organiser et de réaliser ses activités habituelles.

La perte d'espoir entraîne un désintérêt pour l'entourage familier. On verra ainsi Angeline se retirer peu à peu du monde et ne plus s'occuper d'elle. Des idées sombres apparaissent.

Cette perte d'espoir se manifeste par :
— « Je n'intéresse plus personne ».
— « Mon chien est mort ».
— « Ce serait mieux d'être morte ».
— « A quoi ça sert de vivre... et pour qui ? ».

❑ Objectifs de soins infirmiers.

— Angeline sera entourée, soutenue, dans ce moment où elle ne croit plus en elle.
— Elle apprendra peu à peu à croire aux soins effectués par les infirmiers.
— Les effets bénéfiques du traitement lui redonneront confiance.

❑ Actions infirmières.

• **Ecoute active.**

— Soutien ferme lors des visites.
— Echanger pour lui redonner confiance.
— Repérer les événements du passé qui sont de bons souvenirs.
— Repérer les acquisitions et ce qu'elle peut réaliser elle-même.

• **Aider Angeline à s'exprimer verbalement.**

— Lorsque survient un souvenir douloureux et obsédant.
— Laisser Angeline parler de ses sentiments de colère, de tristesse à propos de ces événements.
— L'accompagnement ne signifie pas l'adoption d'une attitude compatissante.

• **Les visites à domicile** ont lieu à heures régulières pour aider la patiente à établir des repères temporels.
— Dans la dépression il y a un décalage entre le temps du monde (horloge...) et le temps du vécu par le sujet qui est ralenti ou arrêté. En effet le passé envahit le vécu du sujet et occulte présent et avenir. C'est l'impossibilité de liquider le passé, ou de « faire avec ».

❑ Evaluation.

— Angeline reprend confiance en elle.
— Angeline reprend espoir en acceptant la venue puis le départ des infirmiers lors de chaque VAD.

L'ALCOOLISME

Henry SAVARIT

L'ALCOOLISME

I — INTRODUCTION.

A) Définitions.

En 1950, l'OMS appelait alcoolisme « toute absorption d'alcool qui excède la consommation alimentaire traditionnelle et courante ou qui dépasse le cadre des habitudes sociales... »

On définit plus souvent l'alcoolisme en fonction de ses conséquences et du retentissement négatif de l'usage d'alcool. « Est alcoolique, selon Jellinek (1960), tout individu dont la consommation de boissons alcoolisées est nuisible, pour lui, pour la société, ou pour les deux ». L'OMS, en 1952 adoptait une position analogue : « Les alcooliques sont ces buveurs excessifs dont la dépendance envers l'alcool atteint un degré tel qu'elle entraîne un trouble mental apparent ou interfère avec leur santé physique ou mentale... »

Fouquet, en 1951, définissait l'alcoolisme comme la « perte de la liberté de s'abstenir de boire de l'alcool ».

Davies, en 1974, définissait l'alcoolisme comme étant une « Ingestion intermittente ou permanente d'alcool conduisant à la dépendance ou entraînant des effets néfastes ».

B) Connaître la sémiologie.

Pour l'infirmier, il est essentiel qu'il ait une information claire et scientifique sur l'alcoolisme. Cette information lui servira doublement :

1. Pour adapter son attitude et son approche du malade alcoolique.
2. Pour transmettre cette information au malade, afin d'obtenir sa participation et sa collaboration au traitement.

II — L'ALCOOLISME EST UNE MALADIE.

Cette affirmation place l'infirmier immédiatement sur un plan médical et non pas sur un plan moral. **L'attitude moralisante est à rejeter** parce qu'elle renforce la culpabilité du malade et peut inciter le patient à dépendre encore davantage de l'alcool. L'alcoolisme peut être aussi une conséquence d'autres pathologies mentales ou en relation avec elles. L'originalité de cette maladie consiste dans sa double implication, nécessitant un double abord : psychique et somatique.

La dépression peut être secondaire à l'alcoolisme.

Chez le patient déprimé, on observe parfois un abus d'alcool dans le but de faire face à sa situation dépressive. Ce patient va utiliser l'alcool pour oublier, même momentanément la cause.

Chez le névrosé, « l'angoissé », la prise d'alcool s'avère malheureusement un des meilleurs anxiolytiques.
— Un patient timide, inhibé, utilise l'alcool pour se libérer de sa timidité, s'affirmer, perdre son inhibition et rentre par ce biais dans le cercle vicieux de la dépendance : toujours plus pour être mieux.

Le patient psychopathe s'alcoolise pour obtenir des sensations fortes et immédiates, souvent dans un contexte de polytoxicomanie.

Le passage à l'acte hétéro-agressif ou auto-agressif est facilité par l'alcool.

La personnalité du buveur.

L'alcoolique diffère par son contact particulier que l'on essaiera de cerner à travers la définition de sa personnalité.

Référence : « Psychiatrie de l'adulte », par le Docteur P. André, Editions Heures de France.

Résumé simplifié des critères diagnostiques
de la **PERSONNALITÉ DÉPENDANTE**
selon la classification américaine du DSM III R

Comportement dépendant et soumis comme en témoignent au moins cinq des manifestations suivantes :

1. Incapacité à prendre des décisions, suggestible, se laisse influencer.
2. Difficulté à s'affirmer face à autrui, à s'opposer à autrui par crainte d'être rejeté.
3. Difficulté à s'impliquer seul dans un projet.
4. Accepte des tâches désagréables ou dévalorisantes dans le but d'être reconnu et apprécié par autrui.
5. Ne supporte pas la solitude.
6. Ne supporte pas les ruptures.
7. A toujours peur d'être abandonné.
8. Toute critique est toujours vécue comme blessante.

III — RENCONTRE AVEC LE PATIENT ALCOOLIQUE.

En psychiatrie, 37% des hospitalisations sont liées à des problèmes d'alcoolisme auxquels se surajoutent des pathologies somatiques ou psychiatriques ou des troubles du comportement (psychoses, névroses, risques suicidaires, agitations délirantes, confusions, onirismes, démences...).

A) En urgence.

Dans les services d'urgence, le nombre de patients alcooliques est important. L'infirmier est le premier confronté à l'alcoolique et doit gérer diverses situations d'urgence.

1. L'ivresse.

L'infirmier reçoit des malades lors d'une intoxication aiguë. Ils sont souvent amenés par la police, la Croix rouge, les pompiers, etc., suite à des plaintes du voisinage, ou à des troubles du comportement sur la voie publique (cris, menaces, agitation, bagarre). Il s'agit souvent d'**actes médico-légaux.**

Cette intoxication aiguë dans sa forme la plus simple s'accompagne d'une alcoolémie généralement comprise entre 1 et 2 g par litre. Apparaissent alors des signes neurologiques et une excitation psychomotrice. Selon le taux d'alcoolémie et la tolérance personnelle, on retrouvera une incoordination des mouvements et de la parole, un état de confusion de la conscience qui peut aller jusqu'au coma.

Il n'y a pas de corrélation précise entre l'alcoolémie et l'état psychique.

L'inégalité des individus devant l'alcool est telle, qu'elle rend illusoire toute généralisation d'un seuil de consommation à risque. « Il n'existe pas de seuil statistique de toxicité de l'alcool, mais une série continue de seuils individuels de toxicités depuis les plus bas jusqu'aux plus élevés » (Hillemand, 1987).

L'ivresse pathologique concerne plus particulièrement la psychiatrie. On retrouve :
— Des crises excito-motrices avec violence clastique, fureur paroxystique.
— Syndrome confuso-délirant.
— Des hallucinations surtout visuelles, mais aussi auditives.
— Des thèmes délirants de mégalomanie, de jalousie, de persécution.

2. Les accidents de sevrage.

a) Des **signes physiques** témoignent de la dépendance à l'alcool. Ils apparaissent le matin et disparaissent après la prise d'alcool. Ils apparaissent aussi lors du sevrage, nécessitant la prescription médicale de tranquillisants. Souvent mal supportés par l'alcoolique, ils le pérennisent dans sa toxicomanie.

b) Le delirium tremens.

Il s'agit d'un état confusionnel et délirant d'origine toxique comportant de nombreuses perturbations somatiques. Il est de courte durée, mais peut mettre en jeu le pronostic vital et nécessiter un suivi en réanimation dans les cas les plus graves.

Il se compose :

— **D'un délire onirique,** avec des hallucinations principalement visuelles à type de scénarios terrifiants (scènes de la vie professionnelle, vision d'animaux — zoopsies : rats, insectes, serpents...) dans une tonalité angoissante de cauchemar. On retrouve aussi des hallucinations auditives et cénesthésiques (sensation d'avoir sur la peau des milliers de petites bêtes...), des phénomènes d'illusions perceptives.

— **De signes neurologiques :** tremblement intense généralisé, troubles de l'équilibre.

— **De confusion mentale :** obnubilation de la conscience ; fausses reconnaissances ; amnésie de fixation, amnésie post-confusionnelle ; désorientation temporo-spatiale.

c) Les crises convulsives de sevrage.

Elles sont fréquentes et nécessitent une surveillance du patient. C'est la raison de l'emploi de benzodiazépines à visée anticomitiale lors du sevrage.

d) Le délire de jalousie.

Il n'est pas spécifique de l'alcoolique. Il s'agit d'un délire paranoïaque essentiellement interprétatif où la suspicion naît d'un rien : « elle a mis une robe neuve aujourd'hui, donc elle a un amant... ». Il touche plus souvent les hommes. Chez l'alcoolique, l'activité délirante s'installe au départ lors des ivresses puis peut s'installer de manière permanente. Le risque de passage à l'acte hétéro-agressif est majeur : crime passionnel. Dans les cas graves, les forces de l'ordre interviennent et le patient est hospitalisé contre son gré selon le régime de l'hospitalisation d'office (HO). En effet, il est difficile de demander à sa femme de signer la demande d'hospitalisation par un tiers.

3. Troubles somatiques.

• **Hépato-digestifs** :

— Stéatose hépatique.
— Cirrhose hépatique, insuffisance hépato-cellulaire.
— Hypertension portale.
— Gastrite, ulcère gastro-duodénal.
— Pancréatite.
— **Hypoglycémies** +++, **glycémie au doigt systématique.**

• **Neurologiques** :

— Polynévrite sensitivo-motrice.
— Névrite optique rétrobulbaire.
— **Hématomes intra-cérébraux ; hémorragie méningée** +++, **surveillance de la conscience.**
— Démences alcooliques secondaires aux encéphalopathies de Korsakoff ou de Gayet Wernicke.

B) L'alcoolisme chronique.

1. Prise en charge au décours d'un épisode aigu.

Un épisode aigu avec ivresse pathologique ne nécessite pas une hospitalisation en psychiatrie. Le plus souvent une surveillance en service d'urgence, parfois prolongée dans un service de médecine, permet de passer cette phase difficile. Un traitement tranquillisant peut être prescrit en cas d'agitation ou d'agressivité. L'hospitalisation en service de psychiatrie ne devrait pas se faire par le biais de l'urgence, dans le cas des patients éthyliques chroniques. La démarche de soins doit être débutée auparavant par le biais du dispensaire (CMP) ou d'une association d'anciens buveurs, ou du centre d'hygiène alimentaire et d'alcoologie (CMA).

La post-cure doit être organisée lors de l'hospitalisation pour sevrage éthylique. Ainsi la fin du sevrage (durée de 10 jours environ) coïncide avec le début de la post-cure, qui peut être, par exemple, une prise en charge en maison spécialisée pour les post-cures de sevrage éthylique.

L'hospitalisation en médecine pour une urgence somatique est fréquente (pancréatite aiguë, myocardite, rupture de varices œsophagiennes, infections diverses...). Le suivi psychiatrique commencera dans le service de médecine par des entretiens avec le psychiatre et l'infirmier référent. Puis, dans un second temps, un complément des soins débutés en médecine est proposé, continuation du sevrage, mise en place d'un suivi psychothérapeutique...

2. La prise en charge au long cours.

Les rechutes sont fréquentes et font partie intégrante de la clinique des conduites d'alcoolisation ; les mêmes patients reviennent souvent pour une nouvelle cure de sevrage. **La maladie alcoolique est une maladie au long cours, nécessitant un projet thérapeutique à long terme.** L'arrêt des conduites d'alcoolisation et le vécu de l'abstinence peuvent être ressentis douloureusement par les patients et leurs familles. D'où la nécessité d'une confiance des patients dans la capacité de recours aux équipes thérapeutiques, dont l'infirmier constitue souvent le premier référent.

C) Dans le service.

1. Les problèmes rencontrés par l'infirmier, lorsque le patient arrive dans le service.

— Refus de l'hospitalisation par le malade.
— Méconnaissance de son état physique et psychique.
— Agitation, nécessité d'une contention.
— Risque de fugue.
— Risque suicidaire avec passage à l'acte facilité par l'alcool.
— Anxiété, angoisse.
— Abandon ou impossibilité pour la famille de s'en occuper.
— Etat général altéré, amaigrissement : perte d'appétit, refus de manger, nourriture remplacée par l'alcool.
— **Déshydratation** +++.
— **Risque d'hypoglycémie.**

2. L'accueil.

L'infirmier, souvent au contact des familles, peut, par ses explications, contribuer à dédramatiser une hospitalisation en psychiatrie, mais aussi à mieux faire accepter le patient par sa famille. **La rencontre avec l'entourage est primordiale,** elle se fait sans préjugés, sans parti pris pour l'un ou l'autre.

L'accueil du patient se fait comme tout autre accueil psychiatrique, en sachant qu'en état d'ivresse, l'attitude du patient est changée. Il est à la fois sûr de lui, voire ironique et provocant, avec parfois un jugement aiguisé qui peut toucher, blesser le soignant. Et d'autre part, il reste sensible, voire susceptible devant une remarque un peu brusque du soignant. Il n'est pas rare de voir un alcoolique se mettre à pleurer d'un seul coup à l'évocation de sa vie gâchée par l'alcool. Il est nécessaire de rester ferme, avec du tact et du bon sens. L'habitude viendra avec l'expérience et l'on trouvera la bonne attitude.

L'installation se fait dans une chambre seule en cas d'agitation, de pré-DT ou de DT, on prend soin de laisser la lumière allumée (car il y a recrudescence des troubles dans l'obscurité).

Le patient peut être dans une chambre à deux, mais il faut faire attention au risque d'entraînement mutuel à la reprise de boissons alcoolisées.

IV — RÔLE INFIRMIER FACE AU PATIENT ALCOOLIQUE.

A) Sur le plan somatique.

1. La surveillance.

L'infirmier s'attache à la **surveillance** du patient **de manière régulière** : état de conscience. Un trouble de la vigilance qui s'aggrave doit faire penser à un hématome extra-dural en formation. Devant tout trouble de la vigilance, avertir en urgence le médecin présent dans la journée ou de garde. Toujours tout consigner dans le cahier de soins, le médecin est averti de chaque élément nouveau.

Surveillance :

— des **constantes biologiques** (pouls, pression artérielle, température) une à deux fois environ par équipe, pouvant être plus rapprochée au début ;

— de la **glycémie** lors de l'arrivée du patient : le risque d'hypoglycémie est majeur surtout lors de l'intoxication aiguë. **Toujours penser à faire un dextro en urgence** et se rappeler qu'une hypoglycémie peut être à l'origine d'un coma ;

— **parfois,** sur prescription médicale, l'infirmier peut être amené à prélever une **alcoolémie** en urgence, s'il a un doute sur la prise d'alcool.

2. Les gestes à faire.

— Injection de gammaglobulines ou rappel du vaccin antitétanique en cas de plaies.
— Soins des plaies, retirer des points de suture, l'alcoolique se bagarre plus que la moyenne.
— S'il s'agit d'une ivresse, on veille à placer le patient en position latérale de sécurité (PLS) afin d'éviter une inhalation en cas de vomissements.

3. Cas du delirium tremens (DT).

L'hydratation est primordiale, le risque de déshydratation est majeur avec mise en jeu du pronostic vital.

En cas d'impossibilité d'une réhydratation per os, la pose d'une perfusion est nécessaire.

La prescription médicale consiste en :

Réhydratation.

- Massive par voie orale si possible, sinon en perfusion.
- Rééquilibration hydro-électrolytique : jus de fruits, bouillons, association de bicarbonate, Na, K, Mg.
- Les troubles hydro-électrolytiques nécessitent parfois une hospitalisation en service de réanimation.

Traitement sédatif.

- Voie parentérale.
- Tranquillisants de type méprobamate (Equanil®), ou benzodiazépine (Valium®, Seresta®) ; ou neuroleptique sédatif (Loxapac®, Tercian®, Tiapridal®).

— Exemples de thérapeutiques sédatives :
  - prédelirium : Equanil® 1 amp. IM 400 mg toutes les 4 heures, ou Tiapridal® 1 amp. IM 100 mg toutes les 4 heures, ou per os Tiapridal® 100 mg 1 cp matin, midi, soir et Seresta® 50 mg 1 cp matin, midi, soir ;
  - delirium avec agitation : Loxapac® amp. 50 mg IM - 2 amp. 3 fois/j ;
  - si insuffisant associer : Valium® amp. 10 mg - 2 amp. toutes les 4 ou 6 heures.

Vitaminothérapie.

- Indispensable pour prévenir ou traiter une encéphalopathie carentielle (cf. Gayet-Wernicke, Korsakoff).
- Vitamines B1, B6, B12 par voie parentérale :
  — 3 fois/j 1 amp. IM Bénerva® (B1) et Bécilan® (B6) ;
  — ou 3 fois/j 1 amp. IM Terneurine-H 5 000® (B1 + B6 + B12).

La vitaminothérapie (B1, B6, B12) doit être impérativement associée à toute perfusion intraveineuse de sérum glucosé dans le but d'éviter une encéphalopathie de Gayet-Wernicke.

En fonction de l'évolution.

- Surveillance clinique régulière.
  — Conscience, comportement, onirisme.
  — Etat d'hydratation.
  — Polypnée, sueurs, cyanose.
  — Courbe poids, température, diurèse.
  — Tension artérielle, pouls.
- Surveillance biologique (2 fois/j puis 1 fois/j).
  — Iono sang + urines.
  — Hématocrite.
  — Urée, créatinine.
- Si infection : antibiothérapie.
- Si délire persistant avec hallucinations prépondérantes : neuroleptique antiproductif (Halopéridol).
- Traitement de la dépendance alcoolique.

L'infirmier surveille, dans le cas d'une réhydratation per os, que le patient ingère par jour environ 3 à 4 litres de liquide répartis entre le café, du jus d'orange, du potage, de l'eau.

B) Sur le plan psychiatrique.

Comme dans toute prise en charge psychiatrique, l'infirmier doit créer un climat de confiance tout en gardant ses limites, ce qui permet, plus tard, d'avoir une attitude ferme en cas de tentatives de transgression du patient.

Exclure les propos moralisateurs.

Savoir écouter, donc être disponible. L'écoute est très importante, le patient éprouve le besoin d'exprimer sa culpabilité, ses problèmes familiaux, ses difficultés professionnelles.

La **surveillance doit être accrue,** on **évite de laisser** le malade **seul,** pendant de longues périodes. Parfois l'infirmier est amené à contenir un patient délirant agité, jusqu'à l'efficacité du traitement tranquillisant. Cependant le patient est **veillé,** la **fenêtre est fermée,** par contre la **porte de la chambre** reste **ouverte** et la **lumière** est **allumée.**

Les objets (cendriers, cordes, ciseaux, rasoirs...) sont éloignés.

Veiller aux risques suicidaires.

Eloigner le patient de la pharmacie ou du chariot des médicaments car les patients alcooliques peuvent boire les pipettes d'alcool, ou les bouteilles d'eau de Cologne.

L'infirmier contrôle les visites, car certains visiteurs pensant faire plaisir, amènent un petit flacon d'alcool, ce qui réduit toute la prise en charge infirmière à néant.

L'infirmier occupe une position privilégiée, pour permettre au patient alcoolique de s'exprimer. **L'écoute** est donc très importante. Le soignant **veille** à ce que le malade alcoolique ne soit pas confronté à des tentations trop importantes. Pour cela, on **évite** qu'il sorte et on veille aux possibilités d'introduction clandestine d'alcool dans l'hôpital. Sans alcool, le patient éthylique chronique ressent l'état de manque, il est fragile, vulnérable. Le besoin de revenir à l'alcool est très fort. Là le rôle de l'infirmier prend toute sa dimension. Il est important que l'infirmier ait **des liens serrés,** tout en sachant garder la bonne distance. L'infirmier n'est pas un copain du patient. Le soignant doit **provoquer une coopération maximum.** Cet abord compréhensif n'exclut pas la **fermeté** ni une **intransigeance** absolue concernant l'abstinence alcoolique.

Les rechutes sont fréquentes. Le soignant doit savoir que le pronostic n'en est pas pour autant aggravé. **Ne pas culpabiliser** le patient. Il est important pour l'infirmier **de rencontrer l'entourage, d'avoir une bonne connaissance** du malade afin de mieux cerner le problème car chacun des protagonistes devrait être impliqué dans le projet thérapeutique et faire des propositions concrètes pour assurer de plus grandes chances de succès.

Un patient alcoolique est un être souffrant dont il faudra **comprendre l'histoire** personnelle et les difficultés. C'est donc avec un **esprit de tolérance, dénué d'a priori** et de généralisation arbitraire que l'infirmier abordera le patient. Ceci est, comme pour chaque pathologie psychiatrique, difficile, et nécessite une **analyse régulière de sa propre attitude** à l'égard du patient. Le malade est trop souvent confiné dans un rôle d'irresponsable. L'infirmier a donc le devoir de **faire participer** pleinement la personne à son traitement, à sa guérison.

Le rôle de soutien s'étend aussi au domaine social. L'infirmier peut accompagner le patient dans les diverses formalités, en le laissant prendre des responsabilités et reprendre confiance progressivement.

En résumé :

Face au patient alcoolique, l'infirmier doit, comme dans toutes autres pathologies psychiatriques :

— **Ne pas culpabiliser** le malade, sans pour autant masquer le problème.

— **Rétablir un climat de confiance** en favorisant l'accueil, l'écoute, la disponibilité, le dialogue, la réassurance.

— **Faire participer le malade à sa propre prise en charge.**

— **Analyser avec le patient** l'entourage, la famille, **les problèmes** et **les objectifs** à atteindre.

— **Ne pas mentir** au patient, lui expliquer les choses, les examens, le traitement, le contrat...

— **Surveiller** constamment le patient sur le plan somatique et psychique, **suivre l'évolution.**

— **Réapprendre** au patient à se socialiser, à se prendre en charge (psychothérapie, assistante sociale, divers organismes prenant en charge les alcooliques, anciens alcooliques, foyers thérapeutiques...).

— **Expliquer** le rôle des CMP (consultation médico-psychologique) ou dispensaire d'hygiène mentale.

— **Expliquer l'importance d'une hygiène de vie** : repas, sommeil, travail, vacances, loisirs, sport.

— **Redire** que malgré tout, l'infirmier, l'équipe sera là pour l'écouter, l'aider... quand il le voudra, **sans le juger.**

V — CAS CONCRET DE PIERRE.

Note : Ce cas est la suite du cas présenté dans le chapitre « Visite à domicile », p. 49.

M. Pierre C... est hospitalisé à la demande d'un tiers, à la suite d'une tentative de suicide au cours d'une intoxication alcoolique aiguë.

L'infirmière, lors de l'entretien préliminaire, note les données suivantes :
— âge : 34 ans ;
— concubinage depuis 11 ans, père d'une fille âgée de 10 ans ;
— chauffeur dans une administration ;
— congé maladie depuis 1 mois, pour accident du travail ;
— alcoolisme ancien, auparavant le week-end, il boit du rhum ou des alcools forts jusqu'à 1 litre/jour ;
— père âgé de 64 ans, ancien buveur.

Difficulté de couple depuis quelques mois, avec menaces de séparation s'il ne cesse pas de boire. Sa concubine est partie avec leur fille, depuis trois jours, il ne sait où elles sont allées. Il ne comprend pas pourquoi il est hospitalisé contre son gré, il est très sthénique envers le personnel, « je vais porter plainte pour atteinte des droits de l'homme, vous ne pouvez pas m'empêcher de me suicider et puis je suis capable d'arrêter de boire quand je veux, laissez-moi tranquille ».

Il est mis dans une chambre seule, en pyjama, avec la lumière allumée.

L'interne de garde prescrit :
— Nozinan® gouttes : 75 gouttes matin et midi, 100 gouttes le soir ;
— si agitation 5 amp. de Loxapac® en une injection IM ;
— si TA $<$ 50/90 donner 30 gouttes trois fois par jour d'Heptamyl® ;
— surveillance pouls, PA, T°, quatre fois par jour ;
— surveillance de l'état de conscience ;
— si T° $>$ 39 arrêt du neuroleptique ;
— apport hydrique de 3 litres par jour, boisson sucrée, soupe, eau.

Pierre C... accepte son traitement, après que l'infirmière lui ait expliqué que s'il se soigne il sortira. Il verbalise peu et ne sait expliquer pourquoi il boit, il dit seulement que cela « l'aide à être mieux dans sa peau ».

Le lendemain il est calme, demande des nouvelles de sa femme, se culpabilise de son comportement de la veille. Lors d'un entretien il s'effondre en larmes, expliquant qu'il n'en peut plus, qu'il n'arrive pas à arrêter l'alcool et qu'il risque de perdre son emploi s'il continue.

Il pense au suicide, se plaint de fatigue, de soif, de tremblements et de perte d'appétit. Il est inquiet pour sa fille et espère la revoir bientôt.

Le médecin prescrit : Stablon® 1-1-1 (antidépresseur) et Espéral® 1/j (médicament à effet antabuse).

A) Rôle prescrit.

Problèmes médicaux.

— La prévention du delirium tremens.
— L'alcoolisme chronique.
— La dépression : prévention du risque suicidaire.

Objectifs médicaux.

La prévention des complications du sevrage est primordiale. Elle passe dans un premier temps par un traitement médicamenteux et une surveillance du patient. Dans un deuxième temps, les soins consistent à accompagner le patient dans une dynamique de changement vers un état de mieux-être par rapport à l'alcool.

Prévention du risque suicidaire.

Objectifs.

Milieu protégé afin de permettre la résolution de la crise, et mise en place d'un traitement et d'une surveillance adaptés.

Prescriptions médicales.

Chambre seule, avec fenêtres fermées, mise en pyjama permettant la fouille à la recherche d'objets ou de médicaments pouvant être utilisés lors d'une tentative de suicide.

Surveillance régulière.

Prescriptions médicales.

A l'entrée, bilan d'urgence :
— glycémie (risque d'hypoglycémie) ;
— alcoolémie, permet de justifier l'hospitalisation et de le mettre en face de la réalité en cas de déni de sa pathologie ;
— ionogramme (recherche de troubles hydroélectrolytiques).

Mise en route du traitement préventif d'un delirium tremens.

Loxapac® 3 fois 50 gttes ou Equanil® 400 mg 4 fois 1 cp. En cas d'agitation prévoir une injection IM avec 5 amp. de Loxapac®.

Hydratation orale 3 à 4 litres d'apport hydrique par jour dont une partie en boissons sucrées et salées.

Si TA $<$ 50/90 donner 30 gouttes fois trois d'Hept-A-Myl®. Vitamines B1, B6, vitamine PP sous forme injectable intramusculaire.

Si T° $>$ 39, arrêt du neuroleptique : risque de syndrome malin.

Surveillance : pouls, pression artérielle, température quatre fois par jour.

Surveillance : conscience, apparition de signes de pré-delirium tremens (recrudescence de tremblements, trouble du sommeil, agitation anxieuse).

Le lendemain, prélever le bilan d'entrée : bilan hépatique, taux de prothrombine (TP) à la recherche d'une atteinte liée à l'alcool, NFS à la recherche d'une macrocytose.

B) Rôle propre.

A partir de ce cas on dégage les diagnostics infirmiers suivants :

1. Diagnostic infirmier n° 1.

Anxiété :

« sentiment de l'imminence d'un danger indéterminé, à venir, avec sentiment d'impuissance créé par la situation de vie ».

2. *Diagnostic infirmier n° 2.*

Perturbation de la dynamique familiale

« engendrée par la demande d'HDT et la rupture avec son amie, "responsable" de sa décompensation ».

3. *Diagnostic infirmier n° 3.*

Risque d'altération de la température

« l'apparition d'une fièvre plus ou moins importante fait craindre un syndrome de sevrage avec risque vital s'il n'est pas traité ».

4. *Diagnostic infirmier n° 4.*

Non observance

« c'est l'un des problèmes de la maladie alcoolique, la dépendance rend difficile l'observance du traitement et de l'abstinence ».

❑ Actions infirmières.

Lors de l'urgence : le rôle infirmier consiste en une surveillance chaleureuse et rassurante. Il s'agit aussi d'un rôle d'accueil dans des lieux pouvant être perçus comme hostiles, et d'une aide à l'orientation lorsque le patient a perdu les repères dans le temps et l'espace.

Aide dans la cure de sevrage : elle n'est possible que s'il existe une demande, une motivation personnelle du patient. On l'encourage en évitant de rentrer dans une relation où il se sent obligé de faire plaisir au soignant. On évite une relation trop maternante, au profit d'une relation « chaleureusement ferme ».

L'abstinence est signifiée comme une victoire par l'équipe soignante, tout en prévoyant les rechutes éventuelles. Celles-ci font partie de la maladie, il ne faut pas les vivre comme un échec de la démarche de soin. Essayer de ne pas culpabiliser le patient.

La prise de contact avec une association d'anciens buveurs est à encourager, on l'aide dans les premières démarches. Exemple : donner les adresses des diverses associations. Mais cette démarche reste celle du patient, qui prendra contact lui-même avec l'association.

La post-cure s'organise autour d'un soutien psycho-médico-social de longue durée avec consultations médicales régulières, poursuite de la prise du traitement, parfois pris au dispensaire devant un infirmier. Ce suivi régulier pendant la post-cure permet de dépister une rechute, d'aider le malade à l'accepter comme partie intégrante de la maladie alcoolique et d'éviter le sentiment de honte qui entraînerait une réaction d'évitement des soins de sa part.

Perturbation familiale.

L'infirmier est avec la famille un interlocuteur privilégié et quasi quotidien. Son rôle consiste à déculpabiliser la sœur, à faire comprendre que c'est le bien de son frère qui est recherché (voir p. 49).

Permettre la possibilité d'une relation verbale avec son amie, même si la séparation est inévitable, aider le patient à la vivre le mieux possible, ne pas prendre parti dans le conflit par exemple, en le surprotégeant.

Anxiété.

La présence infirmière apporte, en plus du traitement, une réassurance affective du patient. Il faut l'orienter dans le temps et l'espace en lui fournissant le plus de repères possibles : heure, lieu, horaires des visites...

Risque d'altération de la température.

Une surveillance accrue est nécessaire au début. En cas d'apparition de fièvre, appeler le médecin en urgence, stopper la prise du neuroleptique.

La non-observance du traitement fait partie de la maladie. Il faut déculpabiliser le patient, et introduire une dynamique de changement en lui rappelant qu'il est seul à pouvoir modifier ses habitudes (la motivation ne peut venir que de lui).

Dynamique de changement face à la dépression.

Encourager le patient dans ses projets dans les limites réalisables, le préparer à l'échec comme à la réussite.

❑ Les éléments d'évaluation.

Pierre est capable d'expliquer les risques de l'alcoolisme aigu et chronique, de savoir à quoi servent ses médicaments. Il connaît l'effet antabuse.

Il connaît ses droits par rapport à une HDT. On lui a expliqué les modalités de levée d'HDT, avec l'éventuel choix médical de la sortie d'essai.

La prise quotidienne du traitement au centre médico-psychologique peut être l'occasion d'une surveillance de l'abstinence (aidée par la prise d'Espéral®), d'un contact régulier avec les soignants et de l'instauration d'une confiance réciproque.

LA TOXICOMANIE

Liliane MARTIN

LA TOXICOMANIE

I — DÉFINITIONS.

Plusieurs définitions ont été proposées pour le terme « toxicomanie », donnant lieu à un certain nombre de sous-définitions.

• **La toxicomanie :** Appétence anormale et prolongée pour des substances toxiques, motivée par la recherche d'un plaisir (intoxication voluptuaire) ou d'un effet analgésique ou dynamique, ayant des conséquences psychiques, physiques et sociales.

• **La pharmacodépendance :** Etat psychique et parfois aussi physique, résultant de la prise d'une drogue, caractérisé par des réactions comportementales ou autres comprenant toujours un besoin compulsif de prendre une drogue, de façon continue ou périodique, afin d'en éprouver les effets psychiques et parfois de supprimer le malaise consécutif à son absence. Il peut ou non y avoir accoutumance. Une personne peut être dépendante de plus d'une drogue (OMS 1975).

• **La dépendance psychique :** Etat mental caractérisé par une impulsion à prendre une drogue de façon périodique ou continue dans le but d'en retirer un plaisir ou d'annuler une tension (synonyme : accoutumance).

• **La dépendance physique :** Exigence de l'organisme concernant l'apport régulier d'une molécule chimique exogène, nécessaire pour le maintien de son équilibre. Cette dépendance est objectivée par une symptomatologie bruyante survenant lors de la privation : syndrome d'abstinence, ou syndrome de manque survenant lors du sevrage.

• **La tolérance :** Etat d'adaptation de l'organisme à une substance, se manifestant par la nécessité d'augmenter les doses pour obtenir les mêmes effets.

• **Le sevrage :** Suppression d'un toxique ou d'une drogue auxquels le patient est habitué. Il peut être à l'origine d'un syndrome de manque (ou syndrome d'abstinence), lorsqu'il existe une dépendance biologique.

• **L'assuétude :** Asservissement physique et psychologique à l'égard d'une drogue, avec tolérance accrue à des doses élevées, et apparition d'un syndrome de sevrage biologique lors de l'arrêt.

Tableau I

II — TOXICOMANES ET TOXICOMANIES.

• **Nécessité pour l'infirmier de connaître** le nom des drogues utilisées et les conséquences de leur usage sur l'organisme, pour adapter des mesures face à leurs intoxications (voir clinique médicale).

Produits sédatifs (psycholeptiques)	• Opiacés.	• Opium. • Dérivés de l'opium : — morphine ; — codéine ; — héroïne. • Morphinomimétiques de synthèse : — Dolosal® ; — Palfium® ; — etc.
	• Barbituriques.	• Pentobarbital. • Amobarbital. • Sécobarbital.
	• Hypnotiques non barbituriques et tranquillisants.	• Benzodiazépines.
Produits stimulants (psycho-analeptiques)	• Amphétamines et dérivés.	• Fénétylline (Captagon®). • Fénozolone (Ordinator®). • Prolintane (Promotil®). • Anorexigènes (Dinintel®).
	• Cocaïne.	• Crack.
	• Autres.	• Café, tabac.
Produits perturbant l'activité mentale (psychodysleptiques)	• Cannabis (chanvre indien).	• Haschich. • Chira. • Marijuana, kif, ganga, grifa.
	• Autres hallucinogènes.	• LSD 25. • Peyotl. • Mescaline. • Psilocybine.
	• Phencyclidine (ou PCP).	• « Poudre d'ange » ou « Crystal ».
	• Solvants organiques.	• Ether. • Trichloréthylène. • Colles avec acétone ou toluène.
	• Atropiniques.	• Emploi de l'Artane®.
	• Alcool.	

Tableau II
(Guide pratique de psychiatrie - Ed. Heures de France [1993])

• **S'informer du langage, de l'argot utilisé, des mœurs et coutumes des groupes culturels** :
— La coca en Amérique du Sud.
— Le haschich en Egypte.
— Le shit au Maroc.
— L'opium en Inde, Pakistan, Asie (Est, Orientale).

• La toxicomanie atteint toutes les catégories sociales, souvent les sujets jeunes. Elle serait liée aux mouvements de société et correspond peut-être à une forme de contestation autodestructrice, face à une société jugée, selon ces groupes, sans intérêt.

• Par ses modes, ses rites, son vocabulaire, ses mouvements, elle reflète un malaise social et culturel.

Pour les hippies, junkies, la drogue est une fin en soi, un moyen pour supporter le quotidien.

Pour les artistes, philosophes, elle reste plutôt individuelle et un moyen pour achever leur création.

• De nos jours, les conduites toxicomaniaques n'ont pas cessé d'augmenter. Le malaise est grand car l'infirmier va se trouver en face :
— **D'un sujet jeune ;**
— **Sans dessein social** : migrants, clandestins, adolescents en rupture familiale, jeunes adultes en désinsertion sociale ou en rupture totale avec la société, sans domicile fixe, errants, chômeurs, etc.
— **Souvent se surajoute au tableau une séropositivité HIV, voire un sida déclaré.**
— Parfois le toxicomane est bien inséré dans la société, sans problème de logement, ni financier, mais toujours très proche d'une désocialisation qui survient rapidement.

III — L'ACCUEIL DU TOXICOMANE.

A) Attitudes infirmières.

• Ne pas tutoyer (cela évite le copinage recherché par le patient).
• Ne pas être dans une position défensive.
• Chasser tous préjugés moraux, sociaux vis-à-vis de la drogue utilisée.

• **Pour être thérapeutique** : les difficultés et les mises au point d'attitudes du soignant sont discutées en réunion avec les membres de l'équipe pluridisciplinaire. L'équipe sert de support et d'aide pour affronter une réalité pénible.

La référence au cadre de soins défini permet d'aborder le patient d'une **manière ferme mais non rejetante.**

• **La conduite infirmière consiste avant tout** en un accueil chaleureux permettant d'établir un lien de confiance.

L'accueil est le même, que ce soit au centre médico-psychologique ou en unité d'hospitalisation, mais les protocoles de soins seront différents.

L'infirmier doit considérer qu'il prend en charge un sujet souvent très méfiant, craintif ou soumis, souvent hostile, ou parfois séducteur vis-à-vis du monde des soignants.

B) La demande.

Souvent la demande de soins du toxicomane n'est pas clairement formulée, **elle est ambiguë,** motivée par des pressions extérieures :

• **Demande de l'autorité judiciaire :** l'injonction thérapeutique (loi du 31/12/1970) consiste en l'obligation de soins, pour éviter des poursuites judiciaires.

• **Demande de la famille** qui ne supporte pas l'état de déchéance physique et psychique du patient.

• **Demande pour état de manque.**

• **Demande d'une institution** (centre pour toxicomanes) pour un toxicomane en cure de sevrage qui présente des troubles psychiatriques.

C) Les traits communs aux toxicomanes.

Une meilleure compréhension du comportement et des demandes du toxicomane peut être facilitée par la connaissance de sa psychopathologie. Il n'existe pas un type spécifique de personnalité toxicomaniaque. La toxicomanie est un trouble du comportement en rapport avec un trouble de la personnalité. Différentes structures peuvent être observées : psychopathie, psychose, névroses...

D'une manière générale, des traits communs sont observés :

— **La recherche du plaisir :** sujets peu disposés à supporter les frustrations, vivant dans l'instantanéité (stable et instable à la fois), et l'immédiateté.

— **La provocation** à l'égard de modèles sociaux, le toxique étant interdit par la loi.

— **Le jeu avec la mort** par l'attrait et la peur de l'overdose.

— **Le refus d'une existence** « normale » ou plutôt « normative ». Caractère asocial.

IV — L'HOSPITALISATION.

A) Le projet de soins.

Pour être efficace le traitement du toxicomane doit être conçu dans le cadre d'un projet global de soins, à long terme, comportant le sevrage, une phase dite de « post-cure » et une aide à la réinsertion.

Les hospitalisations d'emblée pour sevrage, sans évaluation de la motivation, sont souvent marquées par l'échec avec la sortie prématurée du toxicomane, signant le plus souvent la feuille du « contre avis médical ».

B) Le sevrage.

• Au cours du sevrage, le toxicomane peut chercher à se procurer des médicaments, pour diminuer lui-même ses symptômes de manque, ou parfois poursuivre sa toxicomanie. Il faut donc veiller à fermer les portes de la pharmacie, de la salle de soins.

• Les effets du sevrage doivent être repérés. Il peut s'agir :

— D'algies diverses et souvent intenses.
— De spasmes épigastriques, intestinaux, cardiaques.
— D'insomnies.
— D'une agitation psychomotrice.
— D'une inquiétude extrême.
— De crampes.
— De signes neuro-végétatifs : pâleur du visage, hypotension, sueurs abondantes, hypersalivation, yeux en mydriase, diarrhée, vomissements.

• **Les premières surveillances :**

— La réhydratation est nécessaire.

— Une feuille de température est établie minutieusement avec prise de constantes et surveillance de : pouls, TA, tension, poids.

— Transmissions sur le DSI (dossier de soins infirmier) concernant l'observation du comportement, l'existence et l'évolution des manifestations du sevrage, les consignes à respecter.

— L'isolement est indispensable pour éviter toute tentative de « marchandage » pour obtenir de la drogue : pas de téléphone, pas de visites, pas de promenades sauf accompagnées d'un infirmier ou aide-soignant.

— Le sujet arrive souvent amaigri : une stimulation de l'appétit doit être assurée.

• Au cours du sevrage :

— L'infirmier accueille le patient avec confiance, même s'il sait que les rechutes sont fréquentes.
— Il observe, analyse les relations des patients entre eux car bien souvent le toxicomane cherche à se démarquer, par des attitudes de manipulation. Il peut faire ramener de l'alcool, de la drogue par les patients qui ont une permission.

• L'infirmier référent : au cours de la période de sevrage, le toxicomane est « comme dans un brouillard ». Il est important qu'un soignant référent soit nommé, car le patient a besoin d'être sécurisé par un visage connu.

• Eviter toute attitude moralisatrice.

— Elle renforce le sentiment d'auto-destruction du patient et sa recherche de punition.
— Savoir que la drogue fait partie de l'histoire du toxicomane, il s'est construit ou aménagé à un moment donné de sa vie un lien très puissant avec elle.

• Eviter tout rapport de force.

— Bien qu'il soit créé par le patient, ce dernier ne supporte pas les contraintes définies dans le contrat de soins au moment de l'hospitalisation.
— Ce contrat offre au sujet la possibilité de se responsabiliser et il permet au soignant d'être dans une démarche cohérente de soins.
— Après le sevrage physique, la dépendance psychique au produit persiste.
— Il est important que **le médecin et l'équipe infirmière** expliquent le protocole de **soins afin d'impliquer le patient dans ses soins :**

- antalgiques pour la douleur ;
- antispasmodiques ;
- antidiarrhéiques ;
- tranquillisants ;
- somnifères.

A chaque prise de médicaments l'infirmier explique le but des médicaments et leurs effets. Bien qu'il ait été signifié par le médecin, le rappeler avec tact permet au patient d'être acteur de son soin et surtout de lui apprendre à se responsabiliser.

C) L'observation infirmière.

• Lorsque la période d'isolement est terminée, le toxicomane réapprend peu à peu à renouer avec ses amis, sa famille, son institution.

• Jusqu'à présent l'autre n'existait pas (pas de sens de l'altérité). Aussi un listing d'attitudes du toxicomane sera à noter dans ce qu'il donne à voir, et **ce qu'il dit** lors de l'observation clinique infirmière :

— **Attitude par rapport à son produit.**
Comment il l'évoque, son humeur, cherche-t-il à retrouver, lors de permissions, ceux qui le lui procurent ?

— **Attitude par rapport au contact de soins.**
Comment vit-il les consignes médicales au quotidien ?
Les frustrations sont-elles suivies de manipulations ? (discours différents d'une équipe à l'autre, entre membres d'une même équipe). Sont-elles suivies de troubles du comportement, explosions, colères, agitation, mutisme, fugue ?

— **Attitude par rapport aux médicaments.**
Très demandeur, appétence particulière ?

— **Attitude et respect par rapport aux lieux de vie.**
La chambre est-elle couverte de photos ? Y a-t-il des graffiti ? Est-elle envahie de disques, ou invite-t-il d'autres patients ? Mégots et cendriers qui traînent ?

— **Attitude par rapport aux soignants.**
Opposition, rapports de force, rapport privilégié, « les bons soignants », « les mauvais soignants ».

— **Attitude par rapport à son propre corps.**
Tenue négligée, provocante, ou au contraire a-t-il repris une tenue correcte donnant une image plus nette, correspondant à une recherche d'adaptation et une meilleure socialisation ?

— **Attitude par rapport à la sexualité.**

— **Attitude par rapport aux vols.**
Continue-t-il à se procurer son produit par des moyens peu légaux ? Ayant donné tout son argent pour l'achat de drogue, choisit-il le vol pour se nourrir, se vêtir, etc.

— **Attitude par rapport à son histoire.**
Il met en avant ses drames et ses expériences de la drogue, avec un effet voulu de provocation. Puis peu à peu derrière ces états apparaissent les événements « heureux » de sa vie qu'il veut revivre, répéter...

D) La sortie de l'hôpital.

La sortie est toujours préparée :
— **Par les permissions,** dans sa famille ou son milieu.
— **Par le travail d'accompagnement infirmier** sur le lieu de vie du patient.
— **Par le travail de soutien** de l'équipe qui dédramatise la séparation du patient avec le lieu d'hospitalisation et **lui montre l'importance de son traitement.**

Quelques jours avant la date prévue :

1. **Prévenir l'équipe infirmière de secteur,** donner la date du premier rendez-vous avec le médecin qui suivra le patient en consultation.

- Si le patient est déjà connu par l'équipe de secteur, le contact et le maintien avec le centre médico-psychologique sera facilité.

- Si le patient n'est pas connu, l'infirmier de l'unité d'hospitalisation peut venir accompagner au centre médico-psychologique et servir de médiateur.

2. **Envoyer le compte-rendu d'hospitalisation** avec le traitement de sortie. Dans certains cas un traitement neuroleptique retard sous forme injectable peut être prescrit. Ce traitement retard peut être mal accepté malgré l'explication de ses avantages. L'infirmier intervient aussi dans l'explication du traitement et la motivation à sa poursuite.

V — LES SOINS EN AMBULATOIRE.

— Souvent il s'agit de sujets déjà pris en charge par un organisme spécialisé en toxicomanie (foyer, centre pour toxicomanes, etc.). L'infirmier a une relation de coordination avec le foyer et assure en accord avec le médecin traitant et l'équipe encadrant le toxicomane des visites de soutien dont le rythme et la durée sont à définir suivant les cas. Il assure aussi la surveillance de l'observance du traitement médicamenteux.

— Une synthèse réunissant psychiatre, infirmier de secteur et les membres du centre pour toxicomanes est faite avec le patient pour coordonner les aménagements et réajustements de la prise en charge.

— **Il faut savoir que la relation** du toxicomane à son produit est totalitaire. Il croit qu'il annule le temps, il recherche le paradis perdu, la sensation de chaleur retrouvée.

La dimension de la mort occupe une place plus grande, ce jeu suicidaire est répétitif.

— Devant la lourdeur de la tâche, les échecs itératifs, l'infirmier peut se sentir découragé et impuissant. L'essentiel est de tenir sa place de soignant, et de ne pas juger.

— Peu à peu l'infirmier apprend à travailler autour de ce qui n'est pas la drogue. **Créer,** chercher, avec le patient ce qu'il aime (souvent la musique...) et tenter d'instaurer un lien.

— La recherche d'une relation s'instaure : le toxicomane demande à l'infirmier **de tout supporter** (ses colères, son instabilité).

— **Pour être thérapeutique, l'infirmier doit apprendre à créer un espace-temps donnant au patient une position autre que celle de toxicomane.**
Il peut s'agir d'activités (culturelles...). Ceci est très important puisque jusqu'à présent le temps n'a été que celui du plaisir, mais jamais cet espace n'a été pensé par le sujet pour réfléchir, organiser son futur. **Le temps, pour le toxicomane signifie seulement vieillissement biologique.**

— Le **travail infirmier est à créer** et **à définir en parlant des projets en réunion de soignants, afin de ne pas être seul dans la démarche des projets d'activités.**
Ce travail d'accompagnement avec un lieu, un temps, est tout aussi valable en unité d'hospitalisation, mais plus difficile car il y a le jeu relationnel de la communauté des autres patients.

— L'évolution peut consister en l'abandon du produit. Quelquefois le patient se dirige vers l'alcoolisation, parfois il se « range » dans un cadre familial ou bien se désocialise (devient clochard) ou trouve une nouvelle dépendance dans un personnage charismatique.

En résumé :

- Etablir un lien de confiance en conservant la distance « thérapeutique ».
- Ne pas tutoyer.
- Ne pas adopter une position défensive, ou moralisatrice.
- Se référer au cadre de soin.
- Attitude ferme mais non rejetante.
- Attitude vigilante envers toute possibilité de procuration de drogues (visites, autres patients...).

VI — CAS CONCRET D'HÉLÉNA B...

Héléna B... se présente au centre médico-psychologique (CMP) en fin d'après-midi, en hurlant et tenant des propos peu cohérents, une cigarette allumée à la main droite.

Agée de 35 ans ; elle est menue, de petite taille, habillée d'un jean recouvert d'un long pull noir.

Lors de l'entretien d'accueil elle exprime un état de panique à l'idée d'organiser sa journée et son inquiétude à rester seule.

Elle dit « prendre » du Néocodion®, de la cocaïne et de l'héroïne depuis quatre ans (date du décès de sa mère). En pleurant elle nous dit : « j'en ai assez de passer d'un état où je me sens bien (avec les toxiques) à un autre état où je ne me supporte plus (en manque de toxiques)... j'ai des angoisses et je pense au suicide... ».

Puis se calme, mais devient revendicatrice : « Laissez-moi téléphoner... Donnez-moi des cigarettes... Les gens dans la salle d'attente sont fous... Je n'irai pas à l'hôpital... ».

Elle dit avoir augmenté sa consommation de drogue depuis que son ami lui a annoncé son désir de la quitter. Elle n'a pas d'emploi actuellement et vient au CMP avec une lettre de son médecin généraliste, dans laquelle il est noté que « Mlle H. B... doit être suivie en milieu psychiatrique pour sevrage ». Elle n'a pas d'antécédent de suivi psychiatrique.

A) Rôle prescrit.

1. Problème médical.

Cette personne consulte pour un état d'anxiété mais le diagnostic proposé est : dépendance aux toxiques.

2. Objectifs médicaux.

— Traitement d'un état d'angoisse.
— Evaluation de la motivation de sevrage.
— Hospitalisation pour un sevrage si motivation confirmée.
— Contrat d'hospitalisation avec la patiente.
— Prévenir son ami de l'hospitalisation.

Prescriptions.

— Traitement à visée anxiolytique de type neuroleptique (le médecin évite l'emploi de benzodiazépines chez les patients toxicomanes en raison du risque accru de dépendance).
— Compte rendu médical pour le médecin de l'unité d'hospitalisation.

B) Rôle propre.

Accueillir une jeune femme toxicomane, qui n'exprime pas franchement une demande de soins, et qui est sous l'emprise de toxiques.

Une attitude non rejetante mais ferme, permet d'établir un lien de confiance en apportant un sentiment de sécurité dans un milieu médicalisé qui peut être perçu comme hostile.

Sur le plan somatique.

— Prise des constantes, examen des pupilles.
— Injection du traitement sédatif pour apaiser l'anxiété, et diminuer les symptômes de manque.
— Etat général : couleur du faciès... des bras, traces de piqûres, etc.

Assister à l'entretien médical, pour être le garant du cadre de soin, et pour coordonner les actions infirmières au sein de l'équipe intra et extra-hospitalière.

❑ Problème infirmier.

Anxiété importante liée en partie aux effets de prise de drogue. Cette personne ne se reconnaît plus, ne trouve plus de stratégies d'adaptation, ni de moyens pour résoudre ses problèmes qui surviennent à l'apparition des difficultés.

A partir de ce cas on dégage les diagnostics suivants :

1. Diagnostic infirmier n° 1.

Anxiété

Définition : « état émotionnel pénible se rapportant à l'attente d'un événement imprécis, comparable à l'attente d'un danger réel menaçant, mais sans menace extérieure objective ».

2. Diagnostic infirmier n° 2.

Stratégies d'adaptation individuelles inefficaces

Définition : « difficultés à adopter des comportements adaptatifs et à utiliser des techniques de résolution de problèmes pour répondre aux exigences de la vie et assumer ses rôles ».
C'est-à-dire la quasi impossibilité pour une personne de trouver des attitudes cohérentes lui permettant de faire face elle-même aux difficultés réelles de la vie **et se manifestant par de l'anxiété permanente** devant des événements extérieurs traumatisants. Ne supportant pas la souffrance occasionnée par la disparition d'un être cher (sa mère), Héléna trouve un moyen de fuite dans la prise de toxiques.

L'anxiété se manifeste par :
— de la panique ;
— l'incapacité à organiser sa journée, seule à la maison, et lorsque son ami s'absente ;
— des pleurs ;
— des revendications.

❑ Actions infirmières au CMP.

Héléna exprimera sa crainte de la séparation.

— L'infirmier référent explique à la patiente les modalités de l'hospitalisation et du traitement qu'elle suivra.
— Expliquer les risques et complications du sevrage, et les moyens de prévention. L'explication du traitement permettra ainsi une meilleure acceptation et une meilleure observance.
— Héléna prévient son ami par téléphone, sinon par courrier.
— L'accompagnement d'Héléna se fera avec une ambulance, un taxi ou la voiture du service d'accueil.
— L'attitude d'écoute active, au moment de l'accompagnement permet à Héléna d'exprimer ses craintes, et à l'infirmier :
- de repérer les éventuelles manipulations ;
- de collecter des renseignements sur sa façon de vivre, de se nourrir, des liens qu'elle a établis dans son quartier...

❑ Actions infirmières à l'hôpital.

a) Héléna apprendra à avoir confiance.

— Entretien/évaluation médicale.
— Contrat expliqué à Héléna et respect des consignes pour vérifier son engagement et sa demande de soins.
— Isolement de son milieu :
- pas de lien téléphonique, pas de visites ;
- mise en pyjama ;
- ne pas se faire apporter de produits toxiques, sinon rupture du contrat ;
- sorties interdites.

But de la cure de sevrage :
— désintoxication physique ;
— se séparer du produit toxique et du plaisir lié à sa prise.

Les 48 premières heures du sevrage :
— Bilan somatique.
— Traitement prescrit par le médecin pour éviter ou diminuer les douleurs liées à l'état de manque et prévenir les complications :
- état confusionnel ;
- état dépressif ;
- état délirant.

— Expliquer à Héléna les signes pouvant apparaître : douleurs abdominales, diarrhées, nausées, insomnies, agitation anxieuse, transpirations, tension.

b) Héléna s'engage dans le soin qui lui est prodigué en respectant les termes du contrat.

— L'isolement et sa durée.
— Le respect des consignes strictes.
— La façon dont Héléna va supporter son sevrage et les frustrations occasionnées par ce cadre de soins éclairent.
— L'infirmier, par une attitude ferme mais non rejetante peut faciliter à Héléna l'expression de :
- son mécontentement ;
- ses émotions.
- sa souffrance.

— La sortie du service est préparée avec une démarche progressive sous forme de permissions éventuellement accompagnées par l'infirmier : accompagnement au domicile ; accompagnement au centre médico-psychologique (CMP) pour repérer de façon précise les locaux et le fonctionnement ; accompagnement dans des démarches sociales...
— Le travail de deuil du toxique est beaucoup plus long, un travail de groupe avec d'anciens toxicomanes peut être bénéfique.

❑ **Ensuite :** poursuite du suivi psychiatrique pour des consultations régulières au CMP ; le contact infirmier se poursuit au moment de la présence de la patiente au CMP, soit lors du rendez-vous avec le psychiatre, soit lors de sa prise d'un traitement (prise pouvant être pluriquotidienne au dispensaire).

ANOREXIE MENTALE

Dominique HEREDIA-GATEAU

ANOREXIE MENTALE

L'anorexie mentale se caractérise par des troubles du comportement alimentaire.

Afin de mieux comprendre cette maladie, il est nécessaire de distinguer les anorexies mentales dites « restrictives » des anorexies mentales dites « anorexies-boulimies » avec vomissements provoqués et/ou avec prises de laxatifs ».

Le soignant doit mettre en place un traitement de soins permettant au patient anorexique d'établir et de maintenir un comportement alimentaire stable et équilibré. Ce travail est long et difficile car la seule préoccupation de l'anorexique (l'anorexie concerne surtout les femmes) est une lutte permanente contre la prise de poids. L'anorexique a faim et pourtant refuse la nourriture. L'impossibilité de s'alimenter peut être aussi due à un dégoût ou une inappétence.

I — LES DIFFICULTÉS DE LA PRISE EN CHARGE.

A) Liées à la personnalité.

• Refus de soins :

Certaines anorexiques acceptent l'hospitalisation et le contrat thérapeutique. Pour d'autres, l'hospitalisation sans le consentement s'impose car le risque vital est immédiat. Classiquement, les anorexiques mentales méconnaissent leur maigreur et le risque vital. L'application de l'article L 333 du Code de la Santé publique (HDT) est souvent nécessaire.

• Conduites régressives :

Il existe chez l'anorexique des conduites régressives. Celles-ci sont plus ou moins importantes selon l'individu. On peut observer :

— Un mutisme avec repli sur soi.
— Un contact puéril : demande de tendresse (bisou...), pleurs devant un refus.
— Une succion du pouce.
— Des peluches dans les bras ou dans le lit.
— Le port de couches ; énurésie due à la potomanie.
— Un état cachectique : le corps ressemble à celui d'un enfant ; l'anorexique refuse les transformations physiques de son corps.

A ces conduites régressives sont souvent associées une angoisse massive et des conduites impulsives telles que la potomanie et la kleptomanie.

Lorsque la régression est très importante, les fonctions vitales sont souvent atteintes. L'isolement en chambre est alors préconisé. La patiente supporte difficilement cette condition, refuse de s'alimenter et menace de se laisser mourir si on ne lui accorde pas plus de liberté. S'il y a risque vital, l'alimentation par sonde gastrique ou l'hospitalisation en réanimation sont décidées par le médecin.

• **Attitude de défi :**

L'atteinte des fonctions vitales implique une dépendance de la patiente à l'équipe soignante accompagnée d'une demande de maternage. Cette période est difficile pour le patient mais aussi pour le soignant qui doit rester vigilant en permanence face à l'attitude de défi de l'anorexique mentale :

— La patiente joue avec sa vie. Se rend-elle compte de la gravité de son état ? Veut-elle mourir, ou désire-t-elle frôler la mort de si près qu'un nouvel élan pour la vie apparaisse : ce serait alors une nouvelle vie.
— Une relation conflictuelle peut s'instaurer entre la patiente et la soignante. La patiente peut manipuler jusqu'à mettre sa vie en péril. « Si vous ne m'accordez pas ceci ou cela, je me laisse mourir » ; cette phrase sous-entend la part de responsabilité de la soignante.

Tableau I : attitudes psychologiques typiques de l'anorexique mentale

- Charge anxieuse majeure.
- Culpabilité liée à l'alimentation.
- Conduites de dissimulation.
- Méconnaissance de leur maigreur et/ou du risque vital (dénégation, déni, troubles de la perception du corps, troubles de la relation à la réalité).
- Hantise (quasi-phobique) de prendre du poids et désir éperdu de toujours maigrir.
- Fixations de types dysmorphophobiques et/ou hyponcondriaques possibles.
- Intérêt démesuré pour tout ce qui a un rapport avec les aliments.

Un contrat de soins établi dès les premiers jours d'hospitalisation est nécessaire pour ce type de prise en charge (cf. infra).

B) Les difficultés liées aux conséquences organiques.

L'anorexique dénie sa maigreur, méconnaissant le risque vital.

— Soit l'anorexique s'alimente de façon sélective et en petites quantités : c'est l'anorexie restrictive.

— Soit l'anorexie s'associe à des conduites boulimiques qui sont suivies de vomissements provoqués et/ou de prises de laxatifs.

Ces deux conduites entraînent des troubles organiques et une atteinte des fonctions vitales si la perte pondérale est trop importante :

— Troubles gastro-intestinaux secondaires aux vomissements, aux régurgitations, se caractérisant aussi par une constipation et des douleurs.
— Troubles endocriniens caractérisés par une aménorrhée, une ostéoporose et un lanugo.
— Troubles cardiaques caractérisés par une hypotension et une bradycardie. Une hypothermie avec cyanose des extrémités des membres supérieurs et inférieurs (acrocyanose).
— Troubles biologiques avec des perturbations hydro-électrolytiques : hyponatrémie, hypokaliémie, hypocalcémie...
— Troubles stomatologiques : mauvais état dentaire dû à une malnutrition.

— Troubles neurologiques.
— Troubles rénaux (oligurie).
— Infections intercurrentes.

Ces signes cliniques impliquent une surveillance médicale et infirmière.

C) Les difficultés liées à l'entourage familial.

La vie affective de l'anorexique mentale est marquée par la dépendance et la peur de la séparation des objets d'amour (parents). Cette dépendance est masquée par une apparente autonomie. Comme moyen de défense contre cette dépendance, elle adopte une relation d'emprise manipulatoire sur les autres (parents, voisinage). Ce type de relation peut se manifester à l'inverse par une attitude de soumission, la manipulation s'exerçant alors par la conduite anorexique. Le premier entretien psychiatrique recherche les éléments cliniques et le type de relation intra-familiale.

Tableau II

Rechercher des traits de personnalité pathologique.

Rechercher des symptômes psychotiques.
- Idées délirantes.
- Repli autistique.
- Discordance et/ou troubles du langage.
- Stéréotypies ou autres troubles psychomoteurs.

Rechercher des éléments anxio-dépressifs.

- Tristesse pathologique.
- Ralentissement psychomoteur.
- Inhibition anxieuse.
- Sentiments de dévalorisation, d'abandon, de dégoût...
- Troubles du sommeil.
- Idées suicidaires.

Entretien avec la mère.

- Type de personnalité de la mère : relation à sa propre mère, existence d'antécédents de troubles des conduites alimentaires.
- Importance attachée par la mère aux conduites alimentaires de sa fille.

Réf. : Guide pratique de psychiatrie, Ed. Heures de France, 1993.

L'entourage familial accepte souvent les comportements de l'anorexique, soit parce qu'il est lui-même pathologique, soit parce qu'il est démuni, déprimé, n'entrevoyant pas d'autre solution que celle d'accéder à la demande de l'anorexique pour éviter le conflit ou ne pas l'aggraver.

Au début de l'hospitalisation, selon le contrat de soins, il y a rupture momentanée de la relation entre la patiente et sa famille. Cette séparation est parfois difficile. L'équipe soignante doit rassurer la patiente mais aussi la famille avec laquelle elle reste en contact tout au long de l'hospitalisation. Des visites sont accordées, limitées dans le temps.

Mais l'entourage familial n'est pas toujours présent et accessible. L'anorexique souffre de l'isolement social et affectif dans lequel elle se trouve.

La famille a parfois des difficultés à comprendre cette maladie, ne voyant qu'un simple refus alimentaire, un caprice. Devant leur propre échec et les hospitalisations répétées de leur fille anorexique, les parents prennent leur distance : il y a alors rupture ou conflit entre l'anorexique et sa famille.

II — LE CONTRAT DE SOINS.

La prise en charge d'une patiente anorexique est longue. La durée minimale d'hospitalisation est de trois mois. Le contrat de soins est établi en fonction de la personne soignée, de son état somatique et de ses comportements alimentaires.

A) But.

Rétablir un état somatique satisfaisant grâce à un gain pondéral et à un équilibre alimentaire stable.

Le contrat de soins a un rôle motivant car il permet de constater les progrès.

C'est aussi un outil de travail puisque l'infirmier se base sur lui pour la prise en charge du patient : progression ou régression.

Ce contrat de soins est établi en début d'hospitalisation par le médecin, le ou les infirmiers référents et le patient lors d'un entretien.

Il s'élabore en fonction des observations médicales et infirmières. Il peut, s'il n'est pas respecté par le patient, être modifié lors d'un nouvel entretien en présence des mêmes membres. Le contrat de soins est affiché dans la chambre du patient ainsi que dans la salle de soins pour un meilleur suivi et une meilleure cohérence dans les actions entreprises.

B) Termes du contrat.

— **L'isolement en chambre individuelle** est décidé en fonction de l'atteinte somatique du patient, surtout s'il y a risque vital.

Les atteintes des fonctions vitales sont, dans ce cas, la conséquence des troubles du comportement alimentaire.

L'isolement en chambre permet de surveiller l'alimentation, les vomissements et évite l'accumulation d'aliments ou d'objets, la potomanie et parfois la kleptomanie.

L'isolement est souvent nécessaire en début d'hospitalisation :
— **Limitation de la durée de la toilette** à cause de la potomanie.
— **Le gain pondéral sera progressif.** Une prise de poids minimale et maximale est à attendre chaque semaine (exemple : de 700 g à 3 kg par semaine). La pesée se fait une fois par jour au début puis trois fois par semaine.

— **La durée du repas** ne doit pas excéder une demi-heure.
— **Le lieu du repas** est fixé dans la chambre ou dans la salle à manger avec les autres patients.
— **Les horaires et le nombre de repas :**
- Soit petit déjeuner, déjeuner, goûter, dîner à heures fixes.

- Soit, afin d'éviter les vomissements, plusieurs repas de petites quantités : petit déjeuner, collation à 10 h dans la matinée, déjeuner, collation à 16 h dans l'après-midi.
  Dîner, collation à 22 h, à heures fixes.

— **La diversification alimentaire** est employée afin d'éduquer ou de rééduquer le patient à manger de façon équilibrée.

Il faut tenir compte de ses goûts et de ses dégoûts et introduire progressivement un nouvel aliment pour éviter un rejet alimentaire catégorique et irréversible.

L'anorexique s'alimente de manière très sélective ; sans une surveillance attentive, à chaque repas, elle ne mangerait que des yaourts naturels sans sucre, de la salade sans assaisonnement, du poisson bouilli sans sauce, un pamplemousse, le tout mélangé avec de l'eau en une mixture insipide.

Une alimentation plus riche sera introduite, pour éviter les carences en vitamines, en substances minérales (fer, calcium, sodium, potassium...), en substances organiques (protéines, lipides, glucides).
— **La chambre peut être fouillée** par les infirmiers quand ils le décident pour éviter le stockage de bouteilles d'eau, d'aliments (fruits, yaourts) **ou** d'objets.
— **Exclure les activités physiques ou sportives** en début d'hospitalisation dont le seul but serait une perte pondérale.
— Dès que le poids attendu est atteint, **des activités occupationnelles** sont proposées.
— **Une rupture avec l'entourage familial** ou affectif est souvent nécessaire. La patiente ne reçoit ni visite, ni courrier, ni communication téléphonique. C'est parfois le seul recours que l'équipe soignante ait pour que la patiente accepte de s'alimenter.

Si le gain pondéral est suffisant, les visites, le courrier et les communications téléphoniques seront acceptés.
— **Un ou plusieurs infirmiers sont désignés nommément « référents »** pour répondre aux multiples demandes de l'anorexique qui s'accompagne très souvent d'une importante manipulation. Ces infirmiers référents sont présents aux entretiens avec le psychiatre, décident avec lui de la conduite à tenir vis-à-vis de la patiente.

L'infirmier référent, par sa présence, permet un contact « plus affectif » entre la patiente et le médecin.

Ainsi l'infirmier doit rassurer la patiente lors des moments ou périodes de grande anxiété :
— avant, pendant et après le repas ;
— après le repas, il y a besoin de vomir. L'infirmier reste auprès de la patiente pour éviter les vomissements ;
— la prise de poids qui provoque une dévalorisation de l'image du corps : « Je ressemble à un boudin ».

Très grande anxiété face au corps qui grossit. L'infirmier doit l'aider à accepter ce corps qui se modifie. Il peut donner des conseils de mise en valeur : habillement, soins esthétiques...

La communication verbale a un rôle primordial dans la prise en charge. Il faut que l'anorexique puisse exprimer ses difficultés. L'infirmier doit valoriser les progrès.

L'anorexique manipule très adroitement chaque personne qui l'entoure.

L'anorexique rejette souvent le ou les infirmiers référents parce qu'ils sont avertis et donc moins dupes de leurs arguments. Mais l'anorexique réclame aussi beaucoup de tendresse et d'affection.

III — LA SURVEILLANCE INFIRMIÈRE.

Lors de son arrivée, l'anorexique présente souvent un état cachectique. Dans un premier temps il faut **agir sur les fonctions vitales, c'est-à-dire surveiller les fonctions organiques et l'alimentation.**

A) Surveillance des fonctions organiques.

— Prise de sang pour réaliser le bilan biologique prescrit par le médecin. L'absorption d'une trop grande quantité d'eau et l'ingestion d'une alimentation peu variée provoquent des perturbations électrolytiques graves.

— Surveillance de l'état de vigilance. Risque de coma hypoglycémique.

— Etablissement d'une feuille de température sur laquelle sont notées les constantes, c'est-à-dire la tension artérielle, la fréquence cardiaque (pouls) et la température.

— Sur cette même feuille, sont notées les entrées, c'est-à-dire la quantité de liquide (eau, thé, bouillon, lait...) que la patiente ingère et les sorties, c'est-à-dire le volume de ses urines.

— Sur une autre feuille, on établit une courbe de poids. La patiente est pesée une fois par jour, toujours à la même heure et déshabillée : les pesées pouvant être truquées par le poids des vêtements, la dissimulation d'objets lourds dans les poches ou ailleurs, l'ingestion d'une quantité importante d'eau avant : l'estomac est alors gonflé.

— Sur le DSI, nous notons les troubles du transit intestinal (constipation, douleurs...). L'anorexique réclame souvent des laxatifs dans le but de perdre du poids. Si la constipation est importante, les laxatifs ne sont donnés qu'après prescription médicale.

B) La surveillance des conduites alimentaires.

La patiente anorexique emploie tous les subterfuges possibles pour ne pas grossir : vomissements, laxatifs, dissimulation d'aliments... Il faut donc être très vigilant mais aussi compréhensif car la patiente anorexique agit plus par impulsion que par opposition au contrat.

Les principaux gestes impulsifs que l'on observe chez l'anorexique sont l'accumulation d'aliments et/ou d'objets, la potomanie et la kleptomanie.

1. L'infirmier observe les comportements alimentaires de la patiente au cours du repas :

- Il note sur une feuille les aliments ingérés à chaque repas. Ainsi nous pouvons calculer la quantité et constater la variété. S'il y a eu vomissement, nous l'ajoutons.
- La durée du repas : long ou rapide.
- L'ordre des aliments ingérés ou le mélange.
- La sélection des aliments (acceptation ou rejet de certains aliments).
- Ce que le patient ressent (anxiété, dégoût...).

2. L'infirmier note la quantité d'eau ingérée car la patiente anorexique peut boire plus de 10 litres de liquide par jour. La patiente sera dans ce cas en restriction hydrique, c'est-à-dire limitée à 1 litre et demi ou deux litres d'eau par 24 heures ou toute forme liquide.

En restriction hydrique, la patiente peut boire ses propres urines. Il faut donc soit l'accompagner aux toilettes, soit vider le bassin régulièrement. Elle peut aussi boire l'eau du bain durant la toilette.

IV — FAMILLE DE L'ANOREXIQUE MENTALE.

Le désir effréné de maigrir qui se manifeste par une restriction alimentaire et un amaigrissement important (l'anorexique pouvant perdre 5 à 20 kg en quelques mois) provoque une inquiétude de la famille. De plus, l'anorexique ne respecte ni les horaires des repas, ni leur durée. Les vomissements et les abus de laxatifs ou d'anorexigènes sont importants. Les conflits sont alors quotidiens.

L'équipe spécialisée doit alors informer la famille et proposer une rencontre avec l'anorexique. A cette occasion, la décision ou non de l'hospitalisation sera prise.

Pendant l'hospitalisation, l'équipe soignante reste en contact avec la famille grâce à des entretiens réguliers. La famille est invitée à exposer ses difficultés relationnelles avec l'anorexique, elle doit être écoutée et soutenue. Au début de l'hospitalisation, il y a rupture momentanée entre l'anorexique et sa famille. En cours d'hospitalisation, des visites sont autorisées.

Lorsqu'il y a rupture ou conflit depuis plusieurs mois ou plusieurs années entre l'anorexique et ses parents, c'est au cours de l'hospitalisation de la patiente que l'équipe soignante essaie d'entrer en contact avec la famille dans le but de les rencontrer une première fois puis, selon leur demande et leur implication, en thérapie familiale. Dans le meilleur des cas, la famille accepte de rétablir le contact, aidée par une équipe spécialisée qui la soutient.

Mais dans d'autres cas, alors que la patiente souhaite rétablir des relations avec sa famille, on assiste à un refus : la famille refuse ou se protège, souvent épuisée par des années d'effort et d'incompréhension. **La famille doit avoir confiance dans la prise en charge, afin de pouvoir participer.**

V — SORTIE DU SERVICE.

• **Lorsque l'anorexique atteint le poids fixé et que celui-ci est stable depuis plusieurs semaines, elle peut sortir.** Mais pour maintenir cette stabilité à l'extérieur, le comportement alimentaire doit être le même que celui adopté en fin d'hospitalisation (des repas à heures régulières, une diversification alimentaire, une quantité suffisante d'aliments...).

• **La sortie se prépare en cours d'hospitalisation** :

— Dans le cas où la patiente est insérée professionnellement, elle reprend son travail.

— Dans le cas d'un isolement social, voire d'une marginalisation, il faut l'aider à trouver un logement, une activité professionnelle ou pour certaines, une activité dans le cadre d'une thérapie occupationnelle.

La famille doit être présente et disponible. Elle doit aussi accepter l'autonomie de la patiente.

A sa sortie, la patiente doit avoir atteint une plus grande maturation et surtout une estime de soi.

La psychothérapie commencée lors de son hospitalisation est maintenue.

• Le suivi médical continue sous forme de consultations extérieures.
• Le suivi infirmier est assuré par la même équipe au sein du centre médico-psychologique attaché au secteur.

En résumé :

— Accompagnement dans la réalisation des termes du contrat :
  • rassurer lors des périodes d'anxiété avant, pendant et après les repas ;
  • activités occupationnelles ;
  • surveillance du respect des contraintes : pas de visite ni de communication téléphonique, rester dans la chambre ;
  • fouilles éventuelles de la chambre ;
  • écoute attentive.

— Surveillance attentive des conduites alimentaires.

— Noter les quantités ingérées (aliments, liquides).

VI — CAS CONCRET DE MARIE.

Hospitalisée dans un service hospitalier général à la suite d'un coma hypoglycémique, dans un contexte d'anorexie mentale grave, Marie, âgée de 22 ans, est admise dans un second temps dans notre service de psychiatrie.

Marie souffre d'anorexie mentale depuis l'âge de 14 ans et a déjà été hospitalisée dans différents établissements.

Elle vit depuis plusieurs mois dans un foyer. Elle ne travaille pas, mais perçoit l'allocation adulte handicapé (AAH). Durant ces années, elle n'a pu acquérir de formation professionnelle.

Elle a un ami, mais elle n'a plus de contact avec sa famille.

A son entrée dans le service, Marie, qui mesure 1,56 m, ne pèse que 33 kg. Son regard est errant, son attitude est régressive (elle serre un nounours dans ses bras), elle est quasi mutique, répondant à nos questions brièvement et de manière très puérile.

L'infirmière l'installe dans sa chambre. Marie n'y reste pas, elle visite toutes les chambres et se met à boire d'importantes quantités d'eau.

Le repas est servi dans sa chambre ; elle le refuse.

Face à ces conduites, le médecin décide l'enfermement en chambre.

Le lendemain, Marie se montre très revendicatrice ; elle s'oppose à l'hospitalisation qu'elle considère comme arbitraire. Elle veut aussi rencontrer une diététicienne.

Marie est vue en entretien par le médecin et les infirmiers référents.

Les termes du contrats de soins sont établis :

— Isolement en chambre pendant une semaine sans contact avec l'entourage.
— Les robinets de la chambre sont fermés. La restriction hydrique est établie à 1,5 litre par 24 heures avec calcul par les infirmiers des entrées et des sorties.
— L'infirmier note sur le DSI (dossier de soins infirmiers) les aliments ingérés et leur quantité. Un menu spécial est établi par la diététicienne. La durée du repas est limitée à une demi-heure.
— La pesée est quotidienne et à heure fixe, c'est-à-dire juste après le déjeuner. Une courbe de poids est affichée dans la salle de soins ainsi que dans sa chambre.
— La durée de la toilette est limité à 20 minutes le matin et 10 minutes le soir en présence d'une infirmière.

La modification du contrat se fait en fonction de la prise de poids et du comportement alimentaire.

Un traitement anxiolytique est mis en place : 4 comprimés de Tranxène 5 mg par jour.

Les relations entre la patiente et le personnel soignant deviennent très conflictuelles.

Marie menace de se laisser mourir. Elle refuse de s'alimenter prétendant que notre présence l'en empêche. Nous accédons à sa demande. Au bout d'une demi-heure le plateau est vide. En fait, Marie a jeté ses aliments par l'étroite ouverture de la fenêtre. Lors de la toilette, Marie, malgré notre présence, boit l'eau du bain.

Au bout de 7 jours, Marie pèse 29 kg. Le bilan biologique est très perturbé : la natrémie est à 128 mmol/l.

Il y a risque vital ; Marie est admise en réanimation.

A son retour, un nouveau contrat est établi, identique au précédent, à l'exception d'une heure de sortie le matin renouvelée l'après-midi, en présence d'une infirmière et d'une restriction hydrique à 750 cc par 24 heures.

SUR LE PLAN SOMATIQUE.

— Troubles biologiques avec des perturbations électrolytiques : hyponatrémie, hypokaliémie...
— Troubles cardiaques avec une hypotension artérielle et une bradycardie. On note une hypothermie avec cyanose des extrémités.
— Troubles endocrinologiques avec aménorrhée. La carence œstrogénique et nutritionnelle est à l'origine d'une déminéralisation osseuse.
— Troubles dermatologiques avec des mycoses unguéales et un psoriasis diffus.
— Très mauvais état dentaire.

A) Rôle prescrit.

Problème médical.

Risque vital dans un contexte d'anorexie mentale grave.

Anorexie mentale dite « restrictive ».

Potomanie.

Objectifs médicaux.

Surveillance des complications.

Prise en charge par l'élaboration d'un contrat de soins : le contrat de soins, basé dans un premier temps sur l'enfermement, avec quelques heures de sortie surveillée, pour éviter les troubles du comportement tels que les vomissements, mais aussi la potomanie qui perturbe les examens biologiques.

Prescriptions médicales.

— Des examens biologiques : numération formule sanguine, ionogramme sanguin. L'infirmière exécutera les prélèvements.

— Des examens complémentaires :

- consultation en endocrinologie ;
- consultation en dermatologie ;
- consultation en stomatologie ;

L'infirmière accompagnera la patiente à chacune de ces consultations.

— Surveillance de l'état de conscience de la patiente.

— Surveillance des constantes trois fois par jour : tension artérielle, pulsations, température.

— Le traitement pour remédier aux carences nutritionnelles.
— Le traitement anxiolytique.
— Le régime alimentaire établi en étroite collaboration avec la diététicienne.

Etablissement du contrat de soins avec la patiente, le médecin, l'équipe infirmière.

— Isolement en chambre avec une heure de sortie le matin et une heure l'après-midi, accompagnée d'une infirmière : l'infirmière doit être très vigilante car Marie refuse d'être suivie et trouve tous les arguments pour se diriger vers un point d'eau.

— Restriction hydrique à 750 cc par jour (au retour de la réanimation) avec calcul des entrées et des sorties. L'infirmière répartit ce volume tout au long de la journée ; elle le note sur la feuille de température. Elle calcule aussi les sorties.
Un bassin est mis à la disposition de la patiente. Il faut le vider régulièrement car Marie peut boire ses urines.
Les robinets de la chambre sont fermés, mais grâce à un goutte à goutte permanent, la patiente recueille environ 250 cc d'eau par jour.

— Le repas est pris dans la chambre et est limité à une demi-heure. Le menu est établi par la diététicienne. La patiente élabore une mixture insipide qu'elle mange ou ne mange pas. Après le repas, l'infirmière fait une fouille minutieuse de la chambre à la recherche d'aliments cachés ou jetés dans la poubelle ou par la fenêtre. Elle constate s'il y a eu des vomissements.

— Chaque jour, après le déjeuner, Marie est pesée. L'infirmière établit une courbe de poids. Celle-ci sera affichée dans la salle de soins ainsi que dans la chambre de la patiente. La prise de poids doit être progressive, c'est-à-dire de 700 g à 3 kg par semaine.

— La toilette est limitée à 20 minutes le matin et à 10 minutes le soir. Elle s'effectue en présence d'une infirmière pour éviter l'ingestion d'une importante quantité d'eau.

La modification du contrat se fait par le médecin et les infirmiers référents, en présence de la patiente, selon la prise de poids et le comportement alimentaire.

B) Rôle propre.

❑ Problèmes et diagnostics infirmiers.

1. Diagnostic infirmier n° 1.

Les difficultés d'adaptation aux exigences du contrat.

Marie n'a pas choisi d'être hospitalisée. Elle refuse les soins.

Malgré cette opposition, un contrat de soins est mis en place pour éviter l'aggravation de son état somatique. Marie dénie la gravité de son état.

2. Diagnostic infirmier n° 2.

La difficulté dans la relation entre les infirmiers et la patiente.

Marie refuse de manger, de communiquer. Elle méprise l'équipe soignante. Elle n'accepte le dialogue que dans l'intérêt d'obtenir quelque chose à laquelle elle n'a pas droit.

3. Diagnostic infirmier n° 3.

L'anxiété.

Certaines situations sont particulièrement anxiogènes pour Marie :
— L'heure du repas.
— L'ingestion des aliments.
— L'impulsivité à boire qui n'est pas assouvie ; sentiment de déshydratation.
— L'enfermement.

4. Diagnostic infirmier n° 4.

L'isolement social et affectif.

La vie affective de Marie est pauvre : elle a un ami. Elle vit seule dans un foyer et n'a plus aucun contact avec sa famille.

De nombreuses hospitalisations ont perturbé sa scolarité. Marie a 22 ans et n'a aucune formation professionnelle.

Ses revenus se limitent à l'allocation adulte handicapé (AAH) qui est d'environ 3 000 F par mois.

❑ Objectifs de soins.

• Etablir le dialogue afin que Marie prenne conscience de la gravité de son état. Ainsi le contrat de soins ne sera plus vécu comme une sanction mais comme une aide.

• Encourager Marie dans ses progrès.

• Marie doit accepter le traitement anxiolytique qui l'aidera à mieux appréhender les moments difficiles de la cure.

• Dès que son état somatique sera amélioré, elle pourra de nouveau voir son ami et peut-être contacter sa famille.

• Sur le plan social, envisager une formation professionnelle et un nouvel hébergement.

❑ Actions infirmières.

L'enfermement en chambre seule est une période difficile. L'infirmière vient discuter avec Marie. Les moments de solitude sont importants dans la cure car ils permettent à Marie de réfléchir.

Souvent Marie revendique son hospitalisation, critique de façon négative les soins dispensés en les comparant à ceux « toujours meilleurs » des hospitalisations antérieures.

L'infirmière doit être toujours vigilante ; Marie essaie de manipuler afin d'obtenir un peu plus. L'infirmière doit toujours se référer au contrat et en rappeler les termes à la patiente.

La prise en charge d'une patiente anorexique est un travail d'équipe dans lequel sont impliqués le médecin, les infirmiers référents qui doivent sans cesse se référer au contrat. Il est modifié essentiellement lors d'un entretien auquel participent les membres cités ainsi que la patiente.

La surveillance de l'état somatique.

On note sur la feuille de température :
— La restriction hydrique (750 cc par 24 heures) avec calcul des entrées et des sorties.
— Les constantes : tension artérielle, pulsations, température 3 fois par jour.
— Poids quotidien après le déjeuner.

On note sur le dossier de soins infirmiers (DSI) :
— Chaque aliment ingéré et sa quantité.
— Le comportement de la patiente durant le journée.

Encourager Marie dans ses efforts.

Il faut être vigilant, mais aussi tolérant lorsque Marie s'écarte des termes du contrat.

Pour l'encourager, il faut comprendre ses difficultés et l'anxiété qu'elle éprouve face à la nourriture qu'elle doit ingérer, face à son corps qui se modifie, qui grossit, qu'elle voit énorme. Il faut alors la rassurer, lui dire qu'il faut qu'elle prenne du poids pour éviter les complications somatiques dues à l'amaigrissement. Elle doit acquérir de façon très progressive ce poids minimal.

Organiser des activités pour éviter l'ennui.

Discussion, lecture, jeux... en évitant les activités physiques.

- **Sur le plan affectif,** dès que la prise de poids et le comportement alimentaire sont satisfaisants, les visites sont autorisées ainsi que le courrier et le téléphone. Son ami sera auparavant reçu en entretien par le médecin et les infirmiers référents.

L'équipe soignante essaiera de prendre contact avec la famille.

- **Sur le plan social,** un travail sera entrepris avec l'assistante sociale pour, dans un moyen terme, envisager une formation professionnelle, en accord avec la patiente, puis un hébergement plus approprié.

❑ Evaluations - Réajustements.

Une évaluation du comportement alimentaire est faite chaque semaine en présence de la patiente, du médecin et des infirmiers référents. Il y a modification du contrat en fonction de la prise de poids et du comportement alimentaire. S'il n'y a pas d'amélioration, le contrat reste le même. S'il y a eu perte pondérale et troubles importants du comportement alimentaire, le contrat peut s'établir en fonction d'une étape antérieure.

DÉLIRE

Liliane MARTIN

DÉLIRE

I — DÉFINITIONS. Pour l'infirmier, il est important de distinguer :

1. **L'idée délirante** : idée fausse à laquelle le sujet attache une foi absolue non soumise à la démonstration et à la preuve, non accessible au raisonnement... Cette **construction est intellectuelle et déréelle.** L'idée délirante est une croyance erronée par rapport aux perceptions normales communes.

2. **Le délire** : est un ensemble plus ou moins coordonné d'idées délirantes caractérisé par une conviction, des réactions affectives et des comportements désadaptés par rapport à la réalité.

L'infirmier n'a pas à lui opposer ses croyances, son raisonnement. Face à un délirant il peut éprouver de la gêne ; avoir envie de prouver au malade qu'il se trompe. Toute tentative de raisonnement reste vaine. L'activité délirante est liée à une organisation psychopathologique de la personnalité et de son rapport à la réalité. Elle se manifeste par des troubles de la perception et la production d'idées délirantes. « Le malade est prisonnier de sa vie imaginaire inconsciente. »

L'examen psychiatrique d'un sujet délirant révèle une symptomatologie riche, le plus souvent « bruyante ».

Afin de ne pas se perdre dans une multitude de symptômes reliés par des propos délirants semblant le plus souvent extravagants, hors de toute logique, une démarche clinique est proposée. Elle permet un recueil exhaustif des symptômes, et souvent une meilleure « compréhension » du délire : une même démarche sémiologique préside à l'analyse de tout délire, qu'il soit aigu ou chronique :

— Début.
— Mécanismes.
— Thèmes.
— Organisation.
— Adhésion.
— Réaction.

II — CADRE DE SOINS.

A) L'admission.

— Il est **important de définir** un cadre de soins en réunion de synthèse, avec le médecin et l'équipe infirmière.

— Ce cadre définit
- les modalités de l'hospitalisation (service libre, ou hospitalisation sans le consentement de l'interessé) ;
- les limites et contraintes à respecter (horaires et lieux de repos), autorisation de visites ou contacts réduits avec l'entourage familial ou amical ;
- les examens complémentaires ;
- les modalités de prise de traitement, etc.

— Très souvent la conviction délirante ne permet pas d'obtenir l'accord du patient pour l'hospitalisation : le médecin peut alors appliquer l'article L 333 du Code de la Santé publique (cf. « Urgences »). Dans d'autres cas, le patient peut ne pas s'opposer à la décision médicale, trop « absorbé » dans son monde hallucinatoire (agréable ou plus souvent hostile, terrifiant, angoissant). Il accepte (sans espoir) l'aide extérieure.

Dans tous les cas, l'infirmier a pour tâche de vérifier la présence de tous les renseignements permettant l'enregistrement administratif de l'hospitalisation.

Dans le cas de l'hospitalisation à la demande d'un tiers, il doit vérifier la rédaction de demande du tiers dans les termes prévus par l'article L 333 du Code de la Santé publique (cf. modèle dans chapitre « Urgences »).

— Dès l'admission du patient dans le service, il est nécessaire d'exprimer clairement toutes les consignes qui le concernent. Plus que quiconque, le patient délirant a besoin d'un discours extérieur clair et rassurant, garant de la réalité.

— Noter les idées délirantes exprimées par le patient, ses réactions lors du repas, de la prise du traitement, de la toilette, etc. Est-il persécuté ? Semble-t-il agir « par influence » ? Noter la fréquence des attitudes d'écoute. Observer le type de contact avec les autres patients.

Toutes ces observations peuvent être transcrites dans le dossier du malade, et surtout transmises lors des réunions de l'équipe soignante.

— La visite ou présentation du service est un temps essentiel de l'accueil du patient ; elle permet d'établir un certain nombre de repères temporo-spatiaux : chambres, salle à manger, salle d'activités, sanitaires, salle de jeux, horaires des repas, horaires des prises de médicaments, etc.

— **Si le patient a accepté** son hospitalisation, une fouille discrète est nécessaire pour éviter le stockage de médicaments ou la garde d'objets coupants (ciseaux, couteaux, lame de rasoir, objets en verre). **L'infirmier** signifie au patient les raisons de ces précautions.

— **Les bijoux** peuvent être laissés, mais s'ils ont une trop grande valeur, il est demandé à la famille de les reprendre. Ou bien il y a une possibilité de dépôt dans un coffre à l'hôpital, ou bien le patient (ou le tiers présent) signe une décharge.

B) Séjour hospitalier.

Devant une organisation délirante l'infirmier aménage une distance avec le patient tout en maintenant **un lien sécurisant.**

Respecter le délire ne veut pas dire l'approuver mais **parler avec** le patient **sans peur, sans angoisse** des phénomènes qui l'envahissent (voix, persécuteurs désignés ou non, croyances...). C'est-à-dire qu'il ne s'agit pas de **les confirmer** ou **de s'opposer** mais de **prendre en compte** ce qui est **dit et se limiter à la simple constatation des phénomènes.**

— L'efficacité du traitement prescrit par le médecin permet la diminution, voire la disparition des hallucinations, des thèmes délirants, de l'angoisse, de l'agitation, de la réticence.

Dès la disparition de cette symptomatologie liée au délire, l'infirmier a pour tâche d'accompagner le patient dans des actions visant à le « réentraîner » (le stimuler) aux nécessités sociales : relations sociales, sorties pour faire les courses, accompagner le patient à son domicile.

Au cours de ces accompagnements on pourra noter le type de communication, le contact avec la réalité, les angoisses du patient au sein de son propre environnement.

— Lorsque le délire n'est plus exprimé, il n'est pas recommandé sur le plan thérapeutique (hors du cadre psychothérapique de la consultation avec le psychiatre), d'aborder de nouveau les thèmes qui avaient alimenté l'activité délirante.

Soit le délire disparaît et le patient fait part lui-même de sa critique sur son état pathologique antérieur, soit le délire est « enkysté » et n'entrave plus la relation à la réalité.

— La disparition du délire marque l'efficacité thérapeutique du traitement neuroleptique, mais annonce parfois d'autres difficultés. En effet, cette phase « post-délire » peut faire le lit d'une dépression sévère, avec risque suicidaire élevé. Un apragmatisme, une perte des centres d'intérêts, peuvent compromettre la réinsertion sociale.

La surveillance infirmière doit être à ce moment renforcée pour prévenir un acte suicidaire, et aider le patient dans les activités quotidiennes.

Le médecin prescrit dans cette phase post-délire un traitement antidépresseur qui nécessite une surveillance propre (cf. chapitre « Dépression »).

III — L'OBSERVATION : un rôle infirmier.

L'observation clinique est un rôle essentiel du travail infirmier.

Délire et hallucinations sont des symptômes fréquents que l'on rencontre par épisodes dans les psychoses chroniques ou d'emblée dans les psychoses aiguës.

Dès le début de l'hospitalisation, cette observation clinique entraîne l'orientation du diagnostic.

La discrétion de l'observation permet au patient de ne pas suspecter l'infirmier ou le médecin dans le complot qui se trame contre lui (persécuté).

L'observation clinique concerne le comportement, adapté ou non, et les propos délirants, agressifs ou calmes, réticents ou prolixes, etc. :
a) **L'allure générale** du patient.
b) **Sa façon de communiquer** avec les autres patients (interprétation, relation d'avidité, de rejet, de méfiance ; il peut être « le jouet » d'autres patients ; retrait).
c) **L'intensité de l'anxiété.**
d) **Les attitudes d'écoute** (hallucinations).
e) **Les regards fixes** sur un objet imaginaire ou non.
f) **Les types d'hallucinations** : olfactives, visuelles, auditives, tactiles.
g) **L'adhésion du patient** à l'expérience délirante.
h) **L'altération de l'humeur ; les troubles mnésiques.**
i) **Son orientation dans le temps et l'espace.**
j) **Les troubles somatiques** :
— insomnie fréquente ;
— anorexie ;
— aménorrhée chez la femme.

L'**infirmier doit reconnaître les traits particuliers** souvent associés à l'activité délirante : **la réticence, la méfiance ; le sentiment d'insécurité ; l'angoisse psychotique ; la conviction souvent inébranlable ; la perplexité anxieuse.**

Dans ce cadre, l'environnement soignant ne doit être ni méfiant, ni contre-agressif, ni insécurisant. Ces contre-attitudes renforcent la conduite délirante des patients et les amènent à l'isolement.

IV — CAS PARTICULIER : LE DÉLIRANT PARANOÏAQUE.

A) Rappel clinique.

Le délire paranoïaque est un délire systématisé, c'est-à-dire cohérent, construit sur des interprétations, avec persistance d'un même thème prévalent. Il n'existe pas d'hallucinations. L'extension du délire peut se faire en réseau (avec succession d'interprétations les unes à partir des autres), ou en secteur (le malade ne délire que dans un même domaine).

On distingue plusieurs types de délires paranoïaques :

En réseau :	• Interprétations exogènes ou endogènes.	
En secteur :	• Délires de revendication :	— quérulents processifs — idéalistes passionnés — inventeurs méconnus — hypocondrie délirante — sinistrose délirante, etc.
	• Délires passionnels :	— délire de jalousie — érotomanie.
	• Délire de relation des sensitifs.	

Le sujet paranoïaque est dans la plupart des cas hospitalisé contre son consentement selon les termes de l'article L 342 du Code de la Santé publique. L'hospitalisation d'office, sur décision préfectorale, permet d'éviter à un tiers (si HDT) de devenir un persécuteur désigné. Le patient paranoïaque présente une personnalité marquée par quatre traits :
— **La surestimation de soi,** le mépris des autres.
— **Une grande méfiance,** une susceptibilité qui entraîne le sujet à se sentir rapidement victime.
— **Une fausseté du jugement** lorsqu'il se trouve remis en cause.
— **Il justifie son opinion** avec des arguments logiques mais derrière lesquels prédominent des valeurs affectives. Le postulat fondamental est faux. Le raisonnement est logique mais faux puisque dépendant d'un postulat faux : on parle de « la pensée paralogique » du paranoïaque.

B) Attitude infirmière.

Là plus qu'ailleurs, l'attitude infirmière doit être précise, sans hésitation, ferme mais non sévère. Le patient paranoïaque cherche très souvent (et trouve) la ou les failles du système de soins, du projet thérapeutique qui lui est proposé. Il pointera telle ou telle contradiction ; telle faute, tel retard...

L'attitude de l'infirmier est mise à rude épreuve.

Le patient paranoïaque pose le problème de la distance :
— Trop près : il fait alliance avec l'infirmier, le risque est celui d'être incorporé dans le délire, en tant qu'argument supplémentaire à la revendication délirante, maillon au système de raisonnement paralogique.
— Trop loin : l'infirmier devient suspect et risque de devenir un persécuteur désigné dans le délire du patient.

Le paranoïaque peut, si l'infirmier n'y prend pas garde, se montrer autoritaire, tyrannique et créer une atmosphère pénible au sein de la communauté de patients hospitalisés. Le patient **s'efforce de contenir une agressivité** latente qui s'exprime par de brusques explosions d'humeur ou une ironie mordante.

Il est possible de lui laisser quelques responsabilités, aider d'autres patients très repliés sur eux-mêmes, mais ces propositions sont à étudier avec le médecin car il est nécessaire d'être très vigilant. **Ce rôle contribue à améliorer et à satisfaire son besoin d'estime de soi.**

Le délirant persécuté est agressif et présente donc potentiellement un certain danger pour les autres. Il est donc important que l'infirmier apprenne à bien connaître le patient.

La ritualisation atténue souvent les fantasmes de dangerosité (la neutralité est de règle). Cette ritualisation peut être définie lors des activités journalières régulières, l'horaire régulier de la prise de médicaments, une promenade avec l'infirmier à rythme régulier, à heures définies et durée limitée. L'écoute est essentielle.

Si la relation devient difficile **ne pas hésiter à en parler, lors des réunions de synthèse, pour que d'autres infirmiers prennent le relais.**

En résumé :

— Réassurance. Maintenir un lien sécurisant.

— Ecoute attentive.

— Etre garant de la réalité :
- en rappelant les limites et contraintes de la vie dans le service :
  - horaires et lieux des repas
  - salles d'activité
  - toilette, chambre.
- en répondant aux questions du patient et en délimitant les éléments appartenant à la réalité commune, et les éléments du délire.

— Surveillance vigilante. Le caractère incompréhensible du comportement du patient délirant peut être dangereux pour lui ou pour autrui.

— Ne pas chercher à prouver au malade qu'il se trompe.

V — CAS CONCRET DE WILLIAM.

Au mois de juin, vers 18 heures, William se présente au centre médico-psychologique (CMP) de son quartier, accompagné de sa mère. Il est accueilli par une infirmière.

Il est de taille moyenne, plutôt corpulent, les cheveux noués en catogan. Il ne semble pas avoir envie de parler, le sourire est lointain.

La mère paraît inquiète mais tolère l'attitude lointaine de son fils. Nous lui posons des questions, il y répond.

William est âgé de 22 ans, d'origine chilienne. Il est l'aîné d'une fratrie de 2 enfants, sa demi-sœur cadette de 4 ans est d'origine argentine.

Il dit ne jamais avoir connu son père. Il vit chez sa mère, en France, depuis une dizaine d'années. Il a été brillant jusqu'en seconde mais a brusquement délaissé ses études pour la musique, la drogue (LSD, cocaïne), et se met à étudier différentes philosophies hindouistes ou bouddhiques pour chercher « la vérité ».

Il a essayé de travailler comme manutentionnaire mais a rompu au bout de six mois, sans raisons valables.

Actuellement, il ne sort plus de chez lui, passe sa journée dans sa chambre, au lit, écoute de la musique et fume toute la journée.

Il nous dit « passer son temps à rassembler ses esprits, il entend des voix dans sa tête qui portent des jugements sur sa façon de vivre... elles le persécutent ». Il leur répond, ça le torture.

« J'ai l'impression d'être hors jeu, je me sens isolé du monde... ».

A ce moment-là, la mère nous parle du caractère solitaire de son fils. Une fois sa mère éloignée vers la salle d'attente, William nous dit : « Mes sensations bizarres, mon envie de ne rien faire sont apparues après la séparation d'avec ma petite amie, lorsque j'avais 17 ans au lycée... je suis tombé dans le vide... ».

Il reparle de ses angoisses, de son isolement par rapport au monde... « mon cerveau est une éponge... je suis fait de mille morceaux qui ne s'entendent pas... Lorsque je suis avec des personnes, je deviens comme elles... si ce sont des choses, je deviens comme elles... ».

Au cours de l'accueil, William parle avec un certain détachement, sans bizarreries apparentes. Il sourit tout le temps, on a le sentiment qu'il parle d'une autre personne.

A) Rôle prescrit.

1. Problème médical.

— Jeune adulte vivant un épisode d'angoisse avec dissociation et hallucinations acoustico-verbales.

Peut-on envisager un suivi ambulatoire avec prise quotidienne du traitement au centre médico-psychologique (CMP) ?

— Ou, dans le cas contraire, envisager une hospitalisation (dans ce cas l'amener à accepter l'hospitalisation) pour instauration du traitement, et éventuelle contention.

2. Objectifs médicaux.

— Traitement ambulatoire d'un jeune schizophrène, avec un délire paranoïde et des hallucinations auditives et verbales.
— Consultation hebdomadaire (jour fixe...), avec le psychiatre et l'infirmier référent.
— Dans les moments cruciaux, William sera vu en entretien avec sa mère.
— Et/ou en soutien infirmier.

3. Prescription médicale.

— Période d'observation d'une semaine.
— Prise de traitement neuroleptique au CMP le matin et le soir.
— Surveillance des effets du traitement : efficacité et tolérance.
— Un infirmier référent est nommé et présenté à William. L'infirmier assiste aux entretiens et assure la coordination entre le patient et sa famille.
— Les visites à domicile ne sont prescrites qu'en cas d'urgence.

Traitement prescrit :
Haldol® 5 mg : 1 cp le matin et le soir.
Tercian® 25 mg : 1 cp le matin - 1 le midi - 2 le soir.
Akineton Retard® : 1 cp le matin.
Prozac® : 1 gélule le matin.

B) Rôle propre.

❑ Problèmes infirmiers.

L'isolement :

Maintenir un lien étroit entre William et l'équipe extra-hospitalière pour rompre cet isolement :
— Par la prise du traitement journalier au CMP (matin et soir, les 15 premiers jours).
— Par l'observation du comportement de William au moment des allées et venues au CMP.
— Par un soutien infirmier lorsque William montre une réticence aux prises de médicaments.
— Par une liaison téléphonique avec William lorsqu'il se trouve à son domicile et qu'il ne veut pas prendre son traitement.

Surveiller la tolérance (effets secondaires) et l'efficacité du traitement (effets de désinhibition, disparition des hallucinations). Transmettre les observations au médecin.

Aider William à contribuer à son traitement et à exprimer ce qu'il remarque comme changement dans son comportement (ou son vécu).

1. Diagnostic infirmier n° 1.

Isolement social.

« **Définition** : état d'une personne qui va se trouver en rupture de son milieu familial et/ou social et/ou qui ne peut pas ou n'a pas exprimé son but, sa volonté, ses projets d'avenir. »

L'isolement se manifeste chez William par :
— L'incapacité à faire appel, à échanger.
— L'enfermement « dans son monde », repli sur soi.
— Communication perturbée : « J'ai l'impression d'être hors jeu, je me sens isolé du monde... ».

2. Diagnostic infirmier n° 2.

Perturbation de l'image corporelle.

« **Définition :** l'image du corps est une image que nous connaissons avec notre vue. Elle est un tout composé de sensations variées : visuelles, auditives, tactiles, spécialement proprioceptives et labyrinthiques... Chacun de ces médiateurs est important et si l'un d'eux faillit l'armature se disloque. »

L'image du corps est donc une représentation psychique. Elle inclut les perceptions vécues comme expériences en étroite relation avec les impulsions qui naissent de l'inconscient du sujet.

La perturbation de l'image corporelle se manifeste chez William par : « Mes sensations bizarres... je suis fait de mille morceaux... qui ne s'entendent pas... je suis tombé dans le vide... ».

3. Diagnostic infirmier n° 3.

Perception auditive : altération de la perception sensorielle auditive.

Perception auditive : action de percevoir par l'organe de l'audition. William va entendre le son des voix qui ne se situent pas à l'extérieur de lui mais dont la source provient, à son avis, de sa tête. « William entend des voix dans sa tête qui portent des jugements sur sa façon de vivre. »

❑ Objectifs de soins infirmiers.

William apprend à sortir de son isolement.

On procède lentement et par étapes :
— Donner des repères : jours, heures fixes pour la prise du traitement.
— Collecter les éléments apportés par William au cours des discussions avec son infirmier pour évaluer :
  • la part de réalité ;
  • la part du délire.

— Ecoute active, lorsque William exprime son vécu « dissocié » (syndrome dissociatif) et son délire. Lui expliquer l'intérêt de son traitement dans ce cadre.
— Ne pas oublier qu'il n'est pas dans son pays d'origine, ce qui peut accentuer son état d'isolement.

Perturbation de l'image corporelle.

William pourra, avec l'avis de son médecin, être amené à travailler dans des groupes animés par d'autres professionnels. L'infirmier participe à la liaison avec les autres intervenants :
— psychomotriciens ;
— sociothérapeutes.

Altération de la perception sensorielle auditive.

Les hallucinations disparaîtront grâce à l'efficacité du traitement neuroleptique.

L'infirmier repèrera le moment où les voix commenceront à disparaître.

Si elles sont en place et à bas bruit, l'infirmier écoute avec attention et discrétion la façon dont William « se démène avec ses voix persécutrices ». L'expression du vécu hallucinatoire et de son angoisse peut être bénéfique, l'infirmier ne doit pas s'opposer à cette expression tout en restant garant de la réalité. Ecouter le patient ne signifie pas « entrer dans son délire ».

L'infirmier partage ce fait avec empathie.

❑ Actions infirmières.

Après une quinzaine de jours, redéfinition du cadre de soin.

Bilan de la situation avec William.

Son état psychique :
— Evaluation du changement de comportement de William.
— Avec la mère, les modifications, et sa façon de vivre à la maison.
— Réaménagement du traitement d'entretien.

Envisager avec lui et l'assistante sociale une solution pour obtenir des ressources financières qui le motivent et permettent une réinsertion sociale.

L'aider à bâtir et à exprimer ses projets :
— reprise d'études ? stages de formation ?
— reprise d'une activité.

L'infirmier devra quotidiennement briser le cercle infernal de l'isolement, dans lequel se trouve William (liaison, téléphone, soutiens, activités, etc.).

❑ Evaluation.

— William, malgré ses difficultés à communiquer, va peu à peu rompre son isolement.
— William va pouvoir exprimer peu à peu ses besoins et ne sera plus dissocié.
— William pourra reprendre une activité.

PSYCHOPATHIE

Henri SAVARIT

PSYCHOPATHIE

I — QU'EST-CE QUE LA PSYCHOPATHIE ?

Dans le dictionnaire des termes techniques de médecine, on définit la psychopathie comme une maladie mentale. S'il s'agit d'une pathologie mentale, on pourrait croire alors, que les hôpitaux sont peuplés de psychopathes. Ceci est tout à fait différent dans la réalité, car hospitaliser un psychopathe et pouvoir poursuivre les soins dans la sérénité, serait un exploit. En effet, nous le verrons, le psychopathe met tout en échec, rendant le rôle infirmier délicat et difficile.

Dans la classification américaine des troubles mentaux (DSM III R), le déséquilibre psychique apparaît dans la rubrique « Personnalité antisociale ». La personnalité psychopathique est pathologique. Elle s'exprime tout au long de l'existence.

Pour établir le diagnostic de « psychopathie » il faut analyser la biographie du sujet, bien que difficile à obtenir du fait de la mythomanie habituelle :

— Enfant turbulent, avec échecs scolaires et instabilité.

— Adolescent délinquant, il accumule les échecs dans l'apprentissage professionnel, n'apprend aucun métier.

— Le service militaire, période de contraintes, est mal supporté. Le seuil de tolérance est vite dépassé, le sujet déserte, s'évade. Il est rapidement réformé.

— A l'âge adulte : l'existence du psychopathe est essentiellement marquée par l'instabilité et la précarité, sur le plan social, professionnel et affectif.

II — LES DIFFICULTÉS DE LA PRISE EN CHARGE.

Pourquoi est-il difficile pour un infirmier, ou une équipe infirmière de prendre en charge un psychopathe ?

Tout d'abord en raison de **l'impulsivité** et de la **susceptibilité** du patient. « Il change de direction en permanence ». Aucune voie professionnelle ne peut être suivie, aucun lien sentimental n'est stable.

Le psychopathe veut tout, tout de suite, et il demande à l'infirmier ce qu'il ne peut lui donner. Par exemple, il arrive avec un flacon de rhum, et réclame un lit pour dormir car, dit-il, « Je n'ai pas dormi depuis X jours », il réclame du Temgesic®... de la bière... Ses demandes sont souvent accompagnées de menaces verbales et physiques.

Le psychopathe est très exigeant, sauf peut-être avec lui-même et, pour obtenir satisfaction, il devra bien souvent faire quelques délits de gravité moyenne mais répétitifs : petite escroquerie, conduite en état d'ivresse, émission de chèques sans provision, abus de confiance, vol...

L'humeur chez ces sujets présente des variations anormales, brutales, plus régulièrement dans le sens dépressif.

Les tentatives de suicides sont fréquentes au cours de ces épisodes dépressifs, elles sont impulsives et souvent graves.

Le tableau clinique du psychopathe dans un service d'urgence est souvent typique, aussi nous choisissons ici une description volontairement caricaturale pour souligner les difficultés de prise en charge.

Très souvent le psychopathe vient aux urgences pour raconter ses exploits, non pas pour demander une aide ou exprimer des angoisses, des difficultés à affronter la vie, mais pour raconter ses derniers faits ou méfaits : vol dans un appartement d'homosexuel, ou l'utilisation frauduleuse d'une carte bleue. Si l'infirmier ne garde pas son calme — s'il exprime des sentiments de dégoût, il risque de recevoir la table ou une chaise sur la tête, mais s'il montre une certaine admiration, l'infirmier risque aussi d'être mêlé à ces actions et sera vite envahi par ce psychopathe convaincu d'avoir trouvé un ami qu'il pourra venir troubler plusieurs fois dans la nuit, ou la journée, en narguant l'équipe présente.

Le caractère « antisocial » qui marque la psychopathie montre bien la difficulté de toute approche « sociale » du problème. Approche sociale (institutionnelle), c'est-à-dire ce que propose l'hôpital.

Cependant être psychopathe ne signifie pas que l'on est exempté de maladies somatiques ou psychiatriques. Lorsqu'elles sont présentes et à l'origine d'une souffrance, l'infirmier doit jouer son rôle propre, quel que soit le patient.

Selon les cas, il y aura ou non hospitalisation, ou alors un suivi au centre médico-psychologique ou en centre d'accueil, travaillant en collaboration avec le secteur d'hygiène mentale. S'il y a des problèmes surajoutés d'alcoolisme, ou de prise de toxiques, ces patients sont adressés à des organismes spécialisés. Mais pour que la prise en charge puisse se faire dans de bonnes conditions, il faut que le patient soit demandeur de soins, qu'il soit également rigoureux dans ses visites, ses rendez-vous, sa prise de traitement. Là est le problème !

III — L'AGITATION ET L'AGRESSIVITÉ.

Il s'agit d'agitations contrôlables.

Dès son arrivée dans le service, **le patient utilise la provocation** pour se faire entendre, pour se faire remarquer. Il formule une multitude de demandes auxquelles l'infirmier ne peut répondre.
— Donne-moi des cigarettes et une bière.
— Donne-moi des antalgiques.
— Donne-moi du café.
— Donne-moi un lit.
— Je veux aller à l'hôpital mais pas sur celui de mon secteur car là-bas ils sont tous incompétents...

Si l'infirmier montre de l'agacement, aussitôt le psychopathe utilisera l'agressivité verbale avec des menaces. Souvent il rend le soignant responsable de tous ses malheurs et exprime toutes ses rancœurs, toutes ses souffrances sur un mode revendicatif. Le rôle de l'infirmier est ici très important, afin de sauvegarder la quiétude dans le service, d'éviter de perturber les autres patients.

L'infirmier doit moduler sa prise en charge, s'adapter à la situation, et faire preuve de tact et de disponibilité pour **ne pas frustrer le patient psychopathe,** et ne pas lui laisser croire que l'on s'en débarrasse. Le tact est de rigueur. Lorsque le climat de confiance est établi, le patient pourra remettre couteau, lames de rasoir, bombe lacrymogène, ou autres objets tels que revolver, hache...

La prise en charge infirmière demeure fragile car remise en cause dès la moindre frustration.

La disponibilité, l'écoute, la tolérance sont les règles permanentes du travail infirmier ; mais le psychopathe ne connaît pas de limites, obligeant l'infirmier à préciser celles de la prise en charge. Il doit le faire avec tact pour préserver le climat de confiance établi.

L'attente pour le psychopathe est une épreuve, mais doit-on pour cela l'écourter en laissant de côté d'autres malades dont les pathologies psychiatriques relèvent d'un plus haut niveau d'urgence ?

La tâche de l'infirmier n'est pas facile — savoir gérer le temps, gérer la situation, gérer l'angoisse, prévenir l'agitation, contrôler sa peur, ses émotions car il sait que ce sujet impulsif, intolérant à la moindre frustration, passe à l'acte avec une facilité déconcertante.

Il est difficile de faire la part, dans ces cas, entre l'agitation et le recours à la violence dans un but utilitaire.

Dans les cas de grande agitation agressive, et sur décision médicale (cf. chapitre « Urgence ») une contention peut être réalisée.

Le patient psychopathe après s'être épuisé et avoir épuisé son entourage repartira mais pour un court moment, car très vite, il reviendra. Ses allées-venues sont particulièrement fréquentes, et les complications psychiatriques se déroulent sur un mode aigu, entraînant de sa part des demandes excessives et impérieuses, caractérisées par l'immédiateté de la réponse attendue.

Les détresses médico-sociales sont l'aboutissement naturel de la marginalisation progressive vers laquelle ces patients devenus insupportables se dirigent.

L'infirmier doit résister à la tentation du rejet qui consiste à dire « simulation, forcing » en leur refusant le statut de malade (malade alcoolique, malade dépressif, malade toxicomane...).

IV — RISQUE SUICIDAIRE (cf. chapitre « Urgences »).

Etre psychopathe ne veut pas dire « être privé de souffrance » ou être indemne de pathologies diverses, psychiatriques ou somatiques.

Les tentatives de suicide sont fréquentes au cours des épisodes dépressifs, elles sont impulsives et souvent graves.

Les conduites suicidaires sont quasi quotidiennes (conduites en état d'ivresse), souvent avec prise associée de médicaments psychotropes et en particulier de benzodiazépines. Devant ces troubles du comportement, le passage à l'acte est fréquent et l'infirmier est toujours frappé par la brutalité et la soudaineté de ces manifestations.

Le danger pour l'infirmier, est de s'habituer à toutes ces manifestations, à ces conduites suicidaires, et de dédramatiser trop vite ces situations répétées. « Ce patient a fait dix tentatives de suicides, on est habitué », « toujours la même rengaine », mais malheureusement un jour la dose est forte, ou l'état somatique plus affaibli et la mort survient.

Face au psychopathe dépressif, l'infirmier aura la même conduite infirmière qu'en face de n'importe quel patient dépressif, le seul problème consiste en la fragilité de la prise en charge compte tenu de la personnalité du psychopathe dont l'humeur est changeante, et dont l'instabilité, l'impulsivité représentent un réel obstacle à une prise en charge hospitalière où il y a des règlements, des contraintes, des horaires, et d'autres patients.

V — L'HOSPITALISATION.

Le psychopathe gêne. Le milieu hospitalier se montre embarrassé pour soigner ce sujet. S'il y a trouble de l'ordre public, dangerosité, l'hospitalisation d'office risque d'être ordonnée. Si des manifestations de détresse, notamment dépressives, rendent le malade dangereux pour lui-même avec un important risque suicidaire... il est envisagé une hospitalisation selon les termes de l'article L 333 ou L 333-2 du Code de la Santé publique (loi du 27 juin 1990), ce qui facilitera la prise en charge à court terme et une continuité de soins, en particulier avec l'instauration de sorties d'essai.

Certains psychopathes arrivent à se stabiliser « socialement » avec l'âge, et arrivent même à partager leur vie avec une femme dont les rôles seront diversifiés (mère, femme, amante)...

VI — LES RÉACTIONS INFIRMIÈRES.

Face au psychopathe, on observe souvent chez les infirmiers deux types de réactions :
— réaction de rejet, d'épuisement
ou
— réaction de fascination face à la vie du psychopathe.

Ces deux types de réactions sont à éviter. Une série d'automatismes ou de conseils, s'ils sont respectés, permettront une meilleure approche de la personnalité psychopathique.

En résumé

Faire	Ne pas faire
Etre cohérent	Ne pas montrer sa peur
Etre ferme	Ne pas se contredire
Poser les limites et contraintes de la vie dans le service	Ne pas mentir
	Ne pas tout accepter
Etre tolérant	Ne pas montrer d'impatience
Ecouter, observer, expliquer	Ne pas juger, moraliser
Etre disponible	Ne pas ordonner
Garder son calme	Ne pas brusquer le patient
Protéger le malade en éloignant les objets dangereux, les médicaments	Ne pas provoquer
	Ne pas répondre à la provocation
Préserver la sécurité des autres patients	Ne pas sous-estimer les menaces suicidaires ou les menaces de mort
Prévenir l'acte suicidaire	
Climat de confiance	Ne pas rejeter le patient

Ne pas se décourager et recommencer autant qu'il le faudra

VII — CAS CONCRET DE M. X...

Monsieur X..., âgé de 25 ans, est hospitalisé dans le service, à la suite d'une bagarre sur la voie publique et ce dans un contexte d'alcoolisation.

Lors de son admission, on constate un état d'agitation avec hétéro-agressivité, propos menaçants et refus d'hospitalisation, ébriété, absence d'idées suicidaires.

L'anamnèse révèle les éléments biographiques suivants :
— Réformé du service militaire : P5.
— Instabilité professionnelle, chômage, puis revenu minimum d'insertion.
— Toxicomanie à l'héroïne.
— Séropositivité au virus du sida.
— Nombreuses incarcérations et affaire de justice en cours.
— Sans domicile et rejet de la famille.
— L'examen clinique révèle de nombreux tatouages et cicatrices. Aux niveaux des membres supérieurs on observe les points d'injection et cicatrices d'anciennes phlébotomies.
— Quelques stigmates physiques dus à l'alcoolisation et une notion d'amaigrissement récent.

A) Rôle prescrit.

Problème médical.

Il s'agit d'un jeune homme âgé de 25 ans présentant des traits de caractère dominants à type :
— d'impulsivité ;
— d'anti-sociabilité (asocial) ;
— d'instabilité.

Diagnostic médical : psychopathie (déséquilibre psychique).

Objectifs médicaux.

Il s'agit de la difficulté de prise en charge de patients psychopathes, dans une unité d'hospitalisation de psychiatrie, difficulté liée aux différents traits de leur personnalité :
— instabilité ;
— impulsivité ;
— intolérance aux frustrations
— caractère antisocial ou antisociabilité.

Difficulté liée aussi aux problèmes propres de la toxicomanie qui vont nécessiter la mise en place d'un cadre de soins rigoureux pour appliquer les objectifs du projet de soins :
— évaluation de la motivation du sevrage ;
— évaluation de la dangerosité ;
— évaluation des complications somatiques liées à l'infection par le virus du sida, à l'héroïnomanie et à l'alcoolisme ;
— hospitalisation de courte durée ;
— le sevrage a lieu si les motivations sont confirmées ;

— en cas de sevrage accepté par le patient, il est important de préparer d'emblée la post-cure et d'organiser, avec l'assistante sociale du service, un éventuel suivi dans une maison de post-cure ou dans les différentes structures du quartier ou de la ville (centre spécialisé pour toxicomanies, foyers médicaux, différentes associations spécialisées...) ;
— un bilan social est toutefois fait avec l'assistante sociale (vérification des documents sociaux : RMI, indemnités, Sécurité sociale, etc.).

Prescription médicale.

— Sédation de l'agitation par neuroleptiques sédatifs injectables, soit Loxapac® en IM (2 à 4 amp.).
— Prélèvements sanguins pour évaluation des complications liées :
- aux toxicomanies ;
- à l'alcoolisme ;
- au sida.

— Traitement préventif des complications liées au sevrage :
- tranquillisants ;
- vitamines B, B_6 ;
- hydratation massive.

B) Rôle propre.

Problème infirmier.

Gérer, d'une part, la violence d'un patient hospitalisé sans demande de soin exprimée réellement et qui va supporter difficilement les contraintes d'une vie communautaire dans une unité d'hospitalisation et, d'autre part, sa **difficulté** d'adaptation qui est liée à son système de défense : le déni.

Diagnostics infirmiers.

On note 2 diagnostics importants :

— Le risque de **violence** envers les autres.
— Le déni non constructif.

1. Diagnostic infirmier n° 1.

Le risque de violence envers les autres.

Définition : La violence est la réaction agressive la plus primitive. Son impulsivité est la résultante de deux forces qui sont ordinairement séparées, la demande de l'instinct qui veut être assouvi et l'agressivité qui résulte de cette frustration.

Cette agressivité devient une constante exigeante, aussi le plus petit obstacle rencontré engendre un déchaînement de l'action, qui va se détendre d'un coup sans réflexion, sans mesure, et sans égard pour les conséquences (selon le Dr Henri Ey).

Cette violence se manifeste par :
— des propos menaçants ;
— un état d'agitation avec hétéro-agressivité ;
— de nombreuses incarcérations (affaire de justice en cours).

❑ Objectifs de soins infirmiers.

Demander l'aide d'autres infirmiers :
— M. X... sera traité par contention sans brutalité, le temps que la sédation de l'agitation cesse avec le traitement neuroleptique.
— M. X... sera installé en chambre seul.
— L'attitude des infirmiers restera ferme et sans rejet, les infirmiers étant garants des règles institutionnelles et des objectifs de soins médicaux.
Il sera nécessaire d'éviter les attitudes de compassion, de neutralité.
— Le cadre de soins et son contrat seront rappelés et signifiés au patient car toute transgression implique une rupture de contrat et la sortie du service (cf. chap. « Toxicomanie »).

❑ Actions infirmières.

— Surveiller les effets secondaires des neuroleptiques (fièvre, dyskinésies...).
— **Sevrage alcoolique :**
- Hydratation ++.
- Laisser une veilleuse de nuit.
- Surveillance des constantes les premières 48 heures.
- Assurer une alimentation suffisante.

— **Sevrage d'héroïne.**
- Surveillance de la tension artérielle et de l'état général.
- L'aider à se repérer lors des épisodes confusionnels.

— Le fait d'être en chambre, seul, et d'y prendre ses repas permettra une observation rigoureuse des modifications comportementales.
— Et surtout de contenir le patient dans les éventuelles manipulations visant à transgresser les règles du protocole de soins.
— **L'infirmier :**
- évitera toute attitude pouvant supposer le conflit (garder un certain self-control) ;
- devra être clair et cohérent dans ses réponses.

— M. X... a l'habitude d'utiliser la violence pour survivre, ou vivre dans la société. Il peut renouveler ce style de rapport avec les autres patients du service ou les infirmiers. Une équipe soudée est le moyen thérapeutique le plus efficace pour prévenir la violence.

❑ Evaluation.

— M. X... peut tolérer les frustrations sans être violent à l'égard des autres.
— M. X... peut exprimer son mécontentement verbalement, sans menacer autrui.

2. Diagnostic infirmier n° 2.

Le déni non constructif.

Il s'agit du refus d'une personne de reconnaître ses responsabilités dans les actes qu'elle accomplit...

Dans ce cadre, le déni se traduit chez M. X... par la non-possibilité d'anticiper des projets, de les réaliser...
— par une instabilité professionnelle ;
— par de nombreuses incarcérations ;
— par un rejet de la famille ;
— par un refus de son hospitalisation.

❑ Objectifs de soins infirmiers.

M. X... admettra son déséquilibre psychique et la nécessité de se soigner.

❑ Actions infirmières.

— Travailler avec M. X... pour le motiver aux soins.
— L'aider à admettre l'idée qu'il est malade en le soutenant et en l'aidant à exprimer devant les infirmiers les difficultés de son lourd passé.
— Eviter d'être seul avec M. X...
— Signifier à M. X... la constatation de progrès dans son comportement.
— Ne pas juger le type d'existence du patient avant son hospitalisation. Ni jugement, ni propos moralisateurs.

❑ Evaluation.

— M. X... admet son hospitalisation et coopère aux soins.
— M. X... envisage avec sécurité et sans violence l'idée d'être suivi en post-cure pour son problème de toxicomanie.
— M. X... a établi un lien de relative confiance avec l'équipe soignante et accepte le suivi psychiatrique sous forme de consultations régulières au centre médico-psychologique.

SIDA

SIDA

I — INTRODUCTION.

Dans les services de psychiatrie, les soignants sont de plus en plus souvent confrontés à la séropositivité, au virus du sida (VIH), d'une part parce que la population à risque est en grande partie composée de patients toxicomanes, de psychopathes et, d'autre part, parce que le VIH possède un neurotropisme responsable de manifestations neuropsychiatriques nécessitant la compétence de la psychiatrie.

Le sida engendre une souffrance commune à toutes les pathologies douloureuses et mortelles mais véhicule aussi de nombreux symboles. Il conjugue la triple symbolique historico-culturelle :
— De la mort par le cancer.
— Du fléau incontrôlable de la peste.
— Du péché de chair comme la syphilis.

L'aspect psychologique et psychiatrique représente une des particularités importantes de cette maladie.

L'infirmier sera confronté à trois aspects particuliers du sida :

1. Le fait que le sida est une **maladie mortelle d'évolution fatale.** Le sidéen franchit différentes étapes marquées souvent par des réactions et des troubles psychiques :
— **Malade en bonne santé ne connaissant pas son statut biologique.**
— **Séropositif asymptomatique.**
Le fait d'apprendre sa séropositivité est une première grande rupture. Tous les projets s'écroulent. D'autre part, la prise de conscience de la maladie et de sa gravité à ce stade asymptomatique peut être difficile. Le malade s'identifie à un statut biologique, être séropositif. C'est une représentation imaginaire, symbolique souvent abstraite, difficile à visualiser, sauf par comparaison, par confrontation avec les autres.

— **Séropositif asymptomatique avec traitement.**
— **Séropositif symptomatique.**

Toutes ces étapes entraînent des ruptures dans la vie du malade, l'obligeant chaque fois à de nouvelles adaptations (à son statut changeant) plus ou moins assumées.

2. Le deuxième aspect particulier est lié au **jeune âge des malades** atteints et à la relation du sida avec la sexualité.

Le soignant aura facilement tendance à s'identifier au malade, à établir une relation affective, à développer des sentiments à type de compassion vis-à-vis du patient. « Il pourrait être un copain ». Dans ce cas la prise en charge infirmière devient difficile en raison de cette distance affective trop courte.

3. Le troisième aspect particulier est la **relation de cette maladie avec le temps.** Le sida est une maladie chronique nécessitant un suivi de longue durée, qui aboutit inéluctablement à la mort.

L'infirmier accompagne le patient, l'aide à accepter son statut et à assumer les ruptures qu'il subira au cours de l'évolution de sa maladie. Ceci se réalise à travers une écoute attentionnée.

II — LE SIDA EST AUSSI UNE MALADIE PSYCHOLOGIQUE ET PSYCHIATRIQUE.

1. Le retentissement neuropsychiatrique.

a) Du fait du neurotropisme.

Le VIH a comme cible élective le système nerveux central, ceci dès la primo-infection. Ce tropisme serait responsable de manifestations neuropsychiatriques :

— Des démences liées à une **encéphalite subaiguë à VIH,** extrêmement fréquente : 15 à 20% des cas de sida. Elles peuvent débuter par un épisode psychiatrique aigu aspécifique (bouffée délirante aiguë, confusion mentale, accès maniaque). L'évolution est incertaine, pouvant aller de l'amélioration spontanée ou sous antirétrovirus (AZT, Azydothymidine) à l'aggravation vers un tableau de démence majeure avec évolution cachectique.

— Des troubles mineurs neuropsychiatriques sont constatés dans 50 à 70% des cas.

b) Troubles neuropsychiatriques d'origine organique liés aux infections opportunistes.

La toxoplasmose cérébrale, les lymphomes cérébraux primitifs, les tuberculomes, les cryptococcomes, les abcès à candida, les aspergillomes donnent des syndromes tumoraux, des manifestations psychiatriques polymorphes et aspécifiques. De même, on peut les retrouver lors des syndromes méningés d'étiologies diverses.

Les syndromes démentiels se retrouvent aussi lors des leuco-encéphalites multifocales progressives dues au papovirus jc, et des encéphalites à CMV.

2. Les troubles secondaires aux « ruptures » psychologiques marquant l'évolution de la maladie.

On retrouve les différentes pathologies de la nosographie, de la psychose à la névrose. Il n'est pas rare de voir se décompenser un trouble ancien plus ou moins stabilisé. La bouffée délirante est parfois interprétée comme une protection « transposant » le malade d'une vérité insoutenable à un monde délirant.

La dépression est plus commune, mieux comprise et plus fréquente. C'est en partie une réaction normale, voire même adaptée dans un certain sens. Elle devient pathologique lorsque son intensité la rend invalidante et lorsque sa durée est supérieure à quelques semaines.

Une chimiothérapie classique, en respectant au maximum le confort du malade (le moins d'effets secondaires induits...) permet la diminution de la souffrance morale.

Le rôle infirmier est le même que lors d'une dépression « classique » (cf. chapitre sur « La dépression »). Garder une distance affective suffisante tout en étant chaleureux. Le tact, la fermeté et le bon sens sont nécessaires dans les rapports quotidiens. L'habitude permet de trouver le bon dosage, afin d'établir une relation riche et confortable pour le patient et les soignants.

❑ La tentative de suicide.

Paradoxalement on note peu de tentatives de suicide au début de l'infection, alors que les idées suicidaires sont importantes à l'annonce de la séropositivité.

L'aggravation du risque suicidaire est parallèle à l'évolution de la maladie. Ce risque est maximal au cours des phases terminales et/ou des complications graves.

Les équivalents suicidaires auront la même signification aux yeux des soignants : toxicophilies, refus des soins (très fréquents).

3. Aspects psychiques.

Le sida implique l'angoissante idée d'une diminution de l'espérance de vie avec l'apparition de nouvelles problématiques :
— atteinte de l'identité sociale ;
— perte d'une sexualité normale (hétéro ou homosexuelle) ;
— difficultés familiales ;
— parfois la perte des biens du malade.

Ces nouveaux problèmes sont à l'origine de changements dans la vie du patient :
— Une gestion différente de son mode de vie par rapport à ses habitudes, ses perceptions, ses représentations.
— Recomposer avec lui-même, protéger son intégrité, établir de nouveaux projets.
— Confrontation à la maladie, source de souffrance.

Au début, le patient est confronté à la mort des autres (les amis, les « petits amis »...) puis à la sienne.

L'angoisse de la mort est présente dès l'annonce de la séropositivité et pendant toute l'évolution « lucide » de la maladie.

L'aide des soignants est nécessaire face à l'angoisse de la solitude, de l'isolement familial et social, de la dégradation corporelle.

L'infirmier est amené à faire face à plusieurs situations pendant les périodes de rupture :
— Un état de sidération affective ou émotionnelle, anéantissement subit et passager de l'affectivité sous le coup d'un choc émotionnel.
— Une révolte avec parfois adoption d'une attitude vengeresse...
— Le déni de la maladie, un refus pouvant entraîner des troubles du comportement, par exemple par une fuite en avant avec une souscription à un crédit pour une période de 20 ans.
— L'incertitude de l'avenir, une attente anxieuse de l'apparition de la maladie.
— Le sentiment d'injustice.

III — ATTITUDES DU SOIGNANT.

1. L'annonce.

L'annonce de la séropositivité doit être faite par le médecin.

Elle entraîne ainsi, lors de complications organiques, une augmentation des tentatives de suicide. Une surveillance accrue est nécessaire pendant cette période. Cf. chapitre « Risque suicidaire » (Urgences ; Dépression).

Prendre toutes les précautions pour éviter que la séropositivité soit découverte indirectement, par exemple :
— par un point rouge à côté du nom du patient, sur les tubes de prélèvement ;

— par l'apparition de mesures d'hygiène particulières (qui, en fait, devraient être les mêmes pour tout le monde).

Le meilleur accompagnement consiste à écouter attentivement le patient. L'infirmier tient une place privilégiée dans ce rôle d'accompagnement.

2. Les difficultés rencontrées par les soignants.

L'abord du patient séropositif doit se faire comme celui de tout patient, malgré nos craintes, notre imaginaire et nos fantasmes. Il est nécessaire de faire abstraction de certains préjugés sur l'homosexualité, le mépris des toxicomanes et de la lassitude qu'ils engendrent. Ce n'est pas facile et l'attitude des médecins n'est pas toujours univoque...

L'accompagnement du malade en phase terminale, et la préparation à la mort sont aussi difficiles que capitales. Cf. chapitre « Accompagnement du mourant ».

Penser à l'intérêt des diverses associations d'aide aux malades. Ne pas hésiter à faire appel aux services sociaux.

3. Au quotidien.

Les malades atteints par le VIH peuvent être considérés comme chroniques, susceptibles de rester longtemps hospitalisés.

C'est une règle thérapeutique de ne pas traiter un malade comme un pestiféré. Toucher la peau saine, serrer la main, écouter le patient à une « distance » normale... n'entraînent aucun risque de contamination.

Le secret médical.

La crainte du sida ne doit pas faire oublier la nécessité du respect du secret médical. Son respect est régi par le code déontologique et la loi. Le respect des règles d'hygiène tous les jours et pour tous et lors de tous les gestes médicaux permet de travailler sans risque, sans violer le secret médical. Ceci est psychologiquement primordial. Le malade doit se sentir en confiance et non trahi, surtout envers son entourage propre.

Les toxicomanes.

La prise en charge est la même qu'avec les autres toxicomanes (cf. chapitre « Toxicomanies »). Toutefois on tient compte du fait qu'il est difficile d'aider au sevrage une personne VIH positive.

4. La relation avec la famille.

Les relations interfamiliales subissent de forts remaniements.

L'infirmier est en contact fréquent avec la famille, son rôle est là aussi primordial. Il reste disponible pour un accueil à travers une écoute bienveillante. Cette relation tient compte du secret médical. Il existe souvent un non-dit familial au sujet de la toxicomanie, de l'homosexualité, des relations sexuelles extra-conjugales homo et/ou hétérosexuelles.

Le moindre mot est souvent interprété dans un climat de crainte, on prend la précaution de ne rien dire en temps qu'infirmier (diagnostic, espérance de vie...). Un lieu psychothérapique est réservé lors des entretiens avec le psychiatre et l'infirmier référent.

5. Conduites à tenir lors des gestes infirmiers.

Le rôle infirmier comporte des gestes pratiques où le contage du virus est possible. Ce risque de transmission par accident professionnel est minime, de l'ordre de 1 à 4 pour mille lors d'une blessure vasculaire.

• Les règles d'hygiène doivent être respectées tout le temps et avec tout le monde :

1. Lors des prélèvements sanguins, de la pose de cathlons...
— Utiliser des matériels à usage unique.
— **Les aiguilles souillées ne sont jamais recapuchonnées mais jetées dans une boîte destinée à les recevoir.**
— Utiliser de l'eau de Javel domestique, diluée à 10% ou du Dakin, pour nettoyer les surfaces, les plateaux souillés.

2. Porter des gants lors de tout acte impliquant un contact avec les substances potentiellement infectantes (soins de plaies, de lésions cutanées ouvertes, des muqueuses, maniement de selles, d'urines).

3. Se laver les mains avec du savon, des solutions désinfectantes s'il y a eu contact.
Rappel : Une solution désinfectante, l'eau de Javel, s'altèrent et perdent leurs propriétés antiseptiques au cours du temps. Penser à lire les dates de péremption.

6. Exemple de conduite à tenir en cas d'accident professionnel avec un sujet VIH positif.

EXEMPLE DE CONDUITE A TENIR EN CAS D'ACCIDENT PROFESSIONNEL AVEC UN SUJET VIH POSITIF.

Le risque de transmission du virus du sida (VIH) à la suite d'une blessure vasculaire est faible (de l'ordre de 1 à 4 pour mille) mais non nul. Chez l'animal, l'AZT donné précocement empêche l'infection due au VIH. Chez l'homme, il n'y a pas de donnée certaine concernant l'intérêt de ce médicament dans de tels cas. Mais, par référence aux expériences animales, il paraît licite de le prescrire si l'intéressé est d'accord. Le point essentiel est que, dans ce cas, **le traitement doit être démarré rapidement après la piqûre.** Pour répondre à ce caractère d'urgence, nous vous proposons donc l'attitude suivante pour les premières 48 heures, en sachant qu'après discussion avec un médecin spécialisé, l'AZT pourra être arrêté secondairement.

Conduite immédiate

• En cas de piqûre ou contact avec du sang ou un liquide infecté, faire saigner et désinfecter la plaie souillée avec de l'eau de Javel diluée au 1/2, pendant au minimum 15 mn.

• Vérifier dans le dossier que le patient est réellement VIH positif et ne pas se contenter de « on dit » ou d'« impressions ».

• Faire prévenir immédiatement la surveillante du service et contacter un médecin du service du docteur ... Si ces personnes ne sont pas joignables immédiatement (délai supérieur à 15 mn), ou durant la nuit et les week-ends, descendre aux Urgences de médecine et voir l'interne qui fera une prescription d'AZT pour 48 heures.

• *Sauf en cas de grossesse ou de suspicion de grossesse* prendre, dans les 15 à 30 mn (dans la mesure du possible) suivant l'accident, de l'AZT (Rétrovir®) à raison de 2 gélules de 250 mg puis démarrer un traitement à la posologie de 1 000 mg par jour en 4 prises de 250 mg réparties sur les 24 heures.

• Déclarer l'accident du travail dans le cahier d'infirmerie réservé à cet effet en notant le nom du malade contaminant. Contacter le docteur ..., médecin du travail.

• Faire prélever dans les 24 heures :
  — sérologie du VIH et des virus des hépatites B et C ;
  — NFS, plaquettes, créatininémie, transminases.

Suivi

Après contact et discussion avec un médecin du service du docteur ..., le traitement sera, soit arrêté, soit poursuivi selon des modalités bien définies :
— En cas de poursuite : la durée du traitement est de 4 semaines avec des bilans réguliers pour le contrôle de la tolérance du traitement par un médecin du service du docteur ...
— Pendant toute la durée du traitement, une contraception efficace sera associée.
— Dans tous les cas, un suivi sérologique sera effectué par le docteur ... en médecine du travail à 3 et 6 mois après la piqûre.

Cas particuliers

• Une exception à ces consignes : grossesse en cours ou suspicion de grossesse : l'AZT (Rétrovir®) est contre-indiquée.

• Lorsque la sérologie du patient n'est pas connue mais qu'il existe un doute sur une éventuelle infection par le VIH : la conduite pratique est identique. Le patient doit être prévenu et prélevé pour une sérologie VIH.

• Faire attention au problème du virus de l'hépatite B :
  — Si vous êtes vacciné de façon correcte : aucune mesure.
  — Si vous n'êtes pas vacciné ou incomplètement : injection de gammaglobulines spécifiques anti-HBs délivrée par la banque du sang si le patient est antigène HBs (5 ml en intramusculaire).

Réf. : « Prise en charge des personnes atteintes par le VIH ». **Ed. Flammarion**
sous la direction du Pr Jean DORMONT
Hôpital Antoine-Béclère, 92140 Clamart

IV — CAS CONCRET DE JEAN-PAUL.

Jean-Paul X..., âgé de 32 ans, consulte de lui-même, après avoir fugué d'un hôpital général où il avait été adressé pour état d'agitation.

Séropositif depuis 8 ans, il présente un Sida déclaré depuis 6 mois.

Depuis quelques semaines, il se montrait plus irritable avec agressivité verbale, intolérance à toute frustration.

L'anamnèse révèle qu'il déambulait nu dans un hôtel en vacances et faisait des projets inadaptés de voyage à l'île Maurice.

Depuis 1 semaine, il existe une aggravation de son état avec insomnie, dépenses inconsidérées, achat d'une voiture sans moyens financiers. Il se nourrit mal, ne se lave plus.

Agressivité verbale et physique (il a giflé sa femme et l'a mise à la porte).

A l'hôpital où il est suivi dans les services d'infectieux et de neurologie, plusieurs causes ont été évoquées :
— Effet direct du VIH.
— Variation de l'humeur (état dépressif, traité par Anafranil, arrêté il y a 10 jours).
— Complications infectieuses cérébrales.

Son épouse confirme les faits. Cette dernière est prête à signer une demande d'hospitalisation.

Son traitement actuel.

En une prise le matin :
— Triflugan
— Fungizone
— Immodium
(Triflugan, Fungizone, Immodium : Pour diarrhée à Candida)
— Bactrim : 1 jour sur 2.
— Aspegic 250 : 1 comprimé par jour (antécédent d'accident vasculaire cérébral)
— Medrol : 20 mg/j
— Potassium

— Lors de son admission dans le service, Jean-Paul X... est agité, il se déplace dans tous les sens. Il parle beaucoup avec nombreux coqs à l'âne. Il ne retrouve pas sa chambre et se perd dans le service.

Par ailleurs, le patient se plaint d'insomnie, et d'anxiété (« mal dans sa peau »).

Sur les notes médicales, le patient est hospitalisé pour état maniaque.

Une sauvegarde de justice est prévue.

A) Rôle prescrit.

1. Observation médicale.

Histoire.

— Patient en fugue d'un hôpital où il était rentré pour bilan d'un état d'agitation.

— Sida déclaré depuis 6 mois. Suivi en service d'infectieux et de neurologie avec instauration d'un traitement.
— Aggravation rapide de son état avec trouble de l'humeur. Syndrome dépressif.
— Agressivité verbale, intolérance allant jusqu'au passage à l'acte (femme giflée et mise à la porte).
— Dépenses inconsidérées, sans ressources financières.
— Incurie ; se nourrit mal.

On peut noter, dans un accès maniaque :

Troubles de l'humeur.

Familiarité, euphorie, désinhibition. La critique ou la moindre contrariété entraîne de l'irritabilité, de la colère, parfois de la violence.

Troubles des facultés intellectuelles.

Mémoire d'évocation exaltée avec idées de grandeur : tachypsychie, fuite des idées, logorrhée.

Sur le plan somatique.

— Amaigrissement important.
— Insomnie.
— Agitation.

Objectif médical :
— Traiter l'agitation.
— Traiter la dépression.
— Etablir la cause du trouble.
— Bilan et traitement des complications du Sida.
— Mesures de protection de ses biens (sauvegarde de justice).

B) Rôle propre.

En tenant compte des éléments cliniques lors de l'admission et de l'anamnèse de Jean-Paul on peut élaborer les diagnostics infirmiers suivants :

1. Diagnostic infirmier n° 1.

Risque d'accident

lié à des déficits sensoriels ou cognitifs, à une hyperactivité verbale ou motrice, manifesté par une fuite des idées : il parle beaucoup ; agitation : il va dans tous les sens.

❑ Objectif.

Canaliser, réguler l'hyperactivité ainsi que les variations de l'humeur.

❑ Actions infirmières.

— Evaluer les risques de danger que le sujet présente pour lui-même et les autres.
— Ne pas répondre aux attaques verbales.
— Fixer des limites. En expliquer les raisons.
— Evaluer l'orientation et la communication avec les autres patients.

❑ Evaluation.

— Accepte les limites imposées.
— Réduit son activité motrice et verbale.

2. Diagnostic infirmier n° 2.

Altération des opérations de la pensée.

Modifications des facultés intellectuelles :
— la mémoire ;
— le jugement ;
— la pensée, son contenu, son cours ;
— la perception ;
— la vigilance.

Cette altération est liée chez Jean-Paul à une très grande anxiété et une angoisse survenues dès l'annonce de la déclaration du sida il y a six mois. Elle s'exprime par les troubles suivants :

— fugue de l'hôpital ;
— agressivité verbale ;
— intolérance à toute frustration ;
— déambulation nu dans un hôtel ;
— projets inadaptés.

❑ Problème infirmier.

— L'infirmier va se trouver confronté aux sentiments de désespoir et d'impuissance du patient face aux moments cruciaux de la maladie.
Le patient n'a plus d'espoir. Il a le sentiment que la durée de cet état va se perpétuer jusqu'à la mort.
Le lien de confiance avec l'infirmier devra s'appuyer sur une attention soutenue dans les soins et une délicatesse dans l'approche du corps du patient (fragile et fatigable).

— L'infirmier sera garant de la réalité et garant des soins.

❑ Objectifs infirmiers.

Dans le service, au début de l'hospitalisation :

— Une période d'observation est nécessaire pour aider et soutenir Jean-Paul X... dans les actes de la vie quotidienne :
- toilette ;
- prise des traitements ;
- repas ;
- activités éventuelles du service ;
- sommeil.

— L'infirmier référent, par sa présence, est le garant du soin mais aussi celui qui va contenir et rassurer Jean-Paul durant ses périodes d'excitation.

❑ Actions infirmières.

Assurer la transmission des informations de toute modification de comportement, des effets du traitement (à transcrire dans le dossier de soins infirmiers).

Durant les trois premiers jours :
— éviter de laisser Jean-Paul seul ;
— **signifier** à Jean-Paul ce qu'il fait, ce qui se passe lorsqu'il se perd dans le service (nommer les lieux), plusieurs fois ;
— l'aider à exprimer son désarroi, sa colère, lorsque la maladie l'accable, et assurer une écoute soutenue ;
— lorsque le discours semble incohérent, avec fuite des idées et coqs-à-l'âne, garder une attitude neutre mais d'écoute active ;
— l'aider à s'hydrater +++ ;
— montrer au patient ses progrès et les moments où il se sent mieux.

❑ Evaluation.

— Lorsque la confiance s'établit et qu'apparaissent les effets positifs du traitement, Jean-Paul va retrouver une énergie suffisante pour communiquer avec les autres et se situer par rapport au monde extérieur.
— Jean-Paul en confiance, se sentira respecté et aura une meilleure perception de son image.
— Jean-Paul va pouvoir exprimer les moments difficiles de la maladie, et les moments de mieux-être.

❑ En fin d'hospitalisation.

L'infirmier assure le lien avec l'épouse de Jean-Paul X... lors des visites de cette dernière dans le service.

SÉNILITÉ - DÉMENCE

Alex MERKILED

SÉNILITÉ - DÉMENCE

I — INTRODUCTION.

Les soins aux personnes âgées dans le cadre d'une unité de géronto-psychiatrie, représentent pour l'élève infirmier une bonne approche des techniques de soins infirmiers.

La prise en charge psychologique, ou psychiatrique ne doit pas faire oublier l'aspect somatique. En effet, la personne âgée malade présente très souvent de nombreuses intrications entre les troubles et parfois même plusieurs maladies :
— Affections pulmonaires ; bronchites chroniques.
— Affections uro-génitales.

L'action infirmière, pour être efficace, doit passer obligatoirement par une bonne **connaissance de sa propre personne** et de sa capacité à dispenser des soins adaptés, mais aussi et surtout par une **véritable prise en compte de tous les aspects de la personnalité de la personne soignée.**

Seule cette connaissance globale permettra d'établir une **identification du problème posé** ainsi que **la détermination** et la **formulation d'objectifs précis :** ces différents vecteurs doivent aboutir à l'élaboration du **diagnostic infirmier.** Ce n'est que sur la bonne **observation de ces critères** que l'on peut **élaborer une relation concrète, durable, efficace,** et **définir ainsi la conduite à tenir face à la personne âgée atteinte de troubles mentaux,** ou en état de démence. Nous faisons donc abstraction de tout ce qui est du domaine réservé à la pratique médicale, à savoir l'étiologie, la sémiologie, la psychopathologie pour nous consacrer à l'action, la conduite infirmière face aux personnes âgées atteintes de troubles mentaux.

II — LA CONNAISSANCE PRÉALABLE A L'INSTAURATION D'UNE VÉRITABLE RELATION THÉRAPEUTIQUE.

A) Connaissance de soi.

L'infirmier en psychiatrie a l'habitude de définir son travail en disant : « On fait de la relation ». Mais souvent la recherche de précision, de clarté, à propos de cette relation aboutit au qualificatif suivant : « psychothérapique ».

Peut-on dire, a priori, que dès la rencontre entre soignant et soigné suit obligatoirement une relation thérapeutique ?

Une relation peut être ou non thérapeutique, cela ne dépend pas uniquement de la bonne volonté du soignant. L'élément important conditionnant cette relation thérapeutique tient dans la clarté du discours, sa cohésion, et le comportement adapté du soignant.

Une claire et bonne perception du soignant lui-même peut lui permettre de s'investir dans une relation « thérapeutique » avec un malade.

La connaissance de soi, de sa propre personnalité ne suffit pas pour établir une relation thérapeutique ; il est nécessaire de connaître la personne soignée.

Ces remarques non spécifiques au chapitre des troubles mentaux et de la démence des personnes âgées s'appliquent à toutes les disciplines du champ médical.

B) Connaissance de la personne soignée.

La connaissance de la personne soignée résulte d'une étude approfondie de **l'historique,** antécédents et anamnèse, c'est-à-dire de la période précédant l'hospitalisation, **mais aussi** de **l'étude comportementale** pendant son hospitalisation. Ces dernières observations devant aboutir à l'élaboration du **diagnostic infirmier,** élément essentiel à partir duquel s'élabore la conduite infirmière.

1. Historique : antécédents, anamnèse.

Le recueil d'informations permettra de connaître en particulier (cf. chapitre I : « L'entretien infirmier ») :
— Son identité, âge, sexe.
— Ses antécédents médicaux, appareils concernés : respiratoire ; rénal ; hépatique.
— Ses antécédents psychiatriques (dépression, tentatives de suicide...).
— Son appartenance ethno-culturelle, sa religion.
— Sa situation familiale.

2. Etude comportementale au sein de l'institution.

Cette étude est évidemment capitale, car elle permet d'orienter le **diagnostic infirmier** qui se présente comme un énoncé concis des manifestations de dépendance de la personne soignée, reliées à un problème de dépendance et à une source de difficulté.

Exemple :

Manifestation de dépendance	Problème de dépendance	Sources de difficultés
1. Difficulté à respirer (dyspnée)	Altération de la respiration	Physique : obésité. Psychologique : tabac. Socio-culturelle : environnement pollué.
10. Difficulté à communiquer	Repliement sur soi	Physique : surdité. Psychologique : autisme. Socio-culturelle : ?

Le **diagnostic infirmier** s'intègre dans la démarche de soins, car il est identifié à partir du recueil d'informations, de l'analyse et de l'interprétation des données. Il permet donc de diriger l'action propre de l'infirmier.

Pour bien mener son action, l'infirmier doit être capable d'écouter, d'observer, de comprendre les propos et le comportement, de saisir la dynamique de la relation afin d'intervenir à bon escient.

L'étude comportementale est centrée autour d'un recueil où sont regroupés les 14 besoins fondamentaux (dits de Virginie Henderson).

Il s'agit d'une liste des manifestations de dépendance les plus connues :

Besoin 1 Respirer.
» 2 Boire et manger.
» 3 Eliminer.
» 4 Se mouvoir et maintenir une bonne posture.
» 5 Dormir et se reposer.
» 6 Se vêtir et se revêtir.
» 7 Maintenir la tenue du corps dans les limites normales.
» 8 Etre propre, soigné et protéger ses téguments.
» 9 Eviter les dangers.
» 10 Communiquer.
» 11 Agir selon ses croyances et ses valeurs.
» 12 S'occuper en vue de se réaliser.
» 13 Se recréer.
» 14 Apprendre.

Les manifestations de dépendance relevées et les sources de difficultés reconnues sont les préalables à l'établissement du **diagnostic infirmier.**

L'infirmier devra ensuite adapter son action par rapport aux éléments concrets du recueil et par rapport à l'organisation matérielle des soins.

III — LA CONDUITE INFIRMIÈRE.

Le chapitre précédent, relatif à la connaissance de la personne soignée concerne, avec plus d'acuité encore, la personne âgée présentant des troubles mentaux.

A) L'organisation matérielle des soins.

Elle doit tenir compte de l'impotence du malade âgé présentant des troubles mentaux.

Ces patients présentent presque toujours un certain degré d'invalidité.

L'unité de soins, par son installation, doit répondre à un certain nombre de besoins :

• **Se mouvoir (4) :**
L'exiguité et la mauvaise disposition des locaux est à écarter. Les locaux doivent être correctement éclairés. Le service doit disposer dans chaque local collectif d'un éphéméride ainsi que d'une horloge avec des chiffres très visibles, afin que **l'orientation dans le temps et dans l'espace** soit bonne.

• **Etre propre (8) :**
— Armoire pour le linge propre, panier pour le linge sale : doivent être disposés dans des lieux précis et indiqués par des normes ou numéros.
— WC, douche, baignoire.

• **Boire et manger (2) :**
Un réfectoire clair, propre ; des bouteilles d'eau doivent être mises à disposition des patients.

Eliminer (3) :
Des toilettes opérationnelles, bien disposées « architecturalement » et devant permettre un bon repérage aux patients.

Eviter les dangers (9) :
Les dénivellations du sol doivent être réduites au maximum pour éviter les chutes, très souvent d'un mauvais pronostic pour les personnes âgées.

Dormir (5) :
Le lit doit être relativement bas afin d'éviter les chutes. Des ridelles doivent être disposées de chaque côté du lit, particulièrement si le malade présente un état d'agitation.

Maintenir la température du corps dans les limites normales (7) :
S'assurer en hiver que les locaux soient bien chauffés et que la température des lieux soit compatible avec le confort des personnes hospitalisées.

Se recréer (13) :
Selon les cas, il peut être nécessaire de mettre le malade en chambre individuelle afin de préserver son intimité.

B) Les soins concernant la sphère somatique.

1. Les soins de la peau et des pieds.

a) La peau.

• Il faut exercer une surveillance particulière et constante de la peau, particulièrement lorsqu'il existe une déficience des fonctions sphinctériennes.

• Il faut surveiller l'incontinence, car la macération dans l'urine et les matières fécales favorise à court et moyen terme l'apparition **d'escarres.**
Si la peau est fine et desquamante, il ne faut pas utiliser de savons irritants mais utiliser plutôt des crèmes, des huiles, qui préviennent l'irritation de la peau.

b) Les pieds.

La surveillance de l'état des pieds doit être accrue. Beaucoup de personnes âgées sont victimes d'affections des pieds qui, à long terme, réduisent leur validité et leur autonomie :
— nécroses ;
— déformations ostéo-articulaires ;
— altérations unguéales (ongles incarnés, suppurations, ulcérations) ;
— épaississement de l'ongle.

Dans les cas d'affections graves, il faut faire appel au médecin et au pédicure. Afin d'éviter les troubles circulatoires, il est conseillé de surélever les pieds lors de la position assise ou allongée.

2. Autres soins somatiques.

Une vigilance à l'égard des troubles physiques doit être de mise :
— Affections pulmonaires (si dyspnée, toux, expectoration).
— Signes de déshydratation (état de la langue, des téguments, du volume d'urine).

L'existence de tels troubles nécessite d'en informer immédiatement le médecin.

3. L'alimentation.

L'alimentation s'intègre aux soins somatiques, en raison de la fréquence des problèmes de malnutrition ou sous-alimentation de la personne âgée, et de leurs conséquences sur le fonctionnement organique et psychique.

La sous-alimentation peut être la conséquence d'une inappétence due à :

— Un amoindrissement des sécrétions digestives.
— La perte de goût, et de l'odorat.
— Un ralentissement des processus d'absorption.
— Difficulté de mastication (personne édentée).
— Raisons financières (maigres revenus).
— Manque de stimulations, dépression, processus démentiels, syndrome de glissement.

En conséquence, en dehors de régimes spéciaux (diabète, régime sans sel), l'infirmier doit veiller à ce que la personne âgée ait un repas équilibré (prise de contact avec une diététicienne) et que les aliments soient absorbés en qualité et en quantité suffisantes.

L'infirmière doit aussi surveiller l'absorption des liquides. L'apport hydrique doit être au moins de 1 litre et demi par jour.

L'infirmier devra veiller à ce que le repas soit chaud, et se maintienne chaud car la personne âgée mange lentement.

4. Les repos, les exercices, les loisirs.

Les malades âgés ont besoin de repos, mais aussi d'exercices physiques. Si leur état physique le leur permet, l'infirmier doit les lever. Sinon, ils doivent être placés dans un fauteuil, en relevant les jambes afin de prévenir les troubles circulatoires.

L'intervention d'un kinésithérapeute permet des exercices physiques, pour améliorer la mobilité de ses articulations et éviter les troubles circulatoires.

Il est indispensable de ne pas laisser le vieillard « au fauteuil » pendant toute la journée. L'infirmier doit veiller à assurer une activité physique minimale du sujet invalide. Lorsque la marche est possible, l'accompagnement avec soutien physique et psychologique du patient sur de courts trajets, doit être répété au cours de la journée. De la même façon, les petits travaux manuels ne doivent pas être négligés (ergothérapie, jeux de société, etc.).

Lorsque le patient est invalide, ne pouvant se lever, l'infirmier doit veiller à l'emplacement du lieu fixe. Ceci est très important. Par exemple la place du fauteuil, dans un endroit à l'abri des courants d'air, mais pas dans un coin « caché », ni derrière une porte, ni face à un mur...

C) Les soins concernant la sphère psychique.

Il ressort de certaines études que le comportement, les troubles mentaux des personnes âgées peuvent être améliorés dans de nombreux cas. Dans d'autres cas, on peut en ralentir la détérioration.

1. Malades ayant la capacité de retrouver des habitudes sociales.

Ces malades ont gardé une certaine capacité de restructuration, et peuvent se réentraîner à une certaine autonomie (se lever, s'habiller, se laver, manger, etc.).

L'infirmière doit veiller à prolonger autant que possible cette autonomie en restant attentive à tout ce qui pourrait entraîner une régression de la personne âgée, tout en évitant un maternage excessif.

• La **famille** joue un rôle prépondérant dans l'équilibre du patient âgé. Tant que cela est possible les soins aux personnes âgées doivent être donnés ou poursuivis dans le cadre familial.

L'infirmier doit autant que possible intégrer la famille dans le processus de soins, il doit la tenir au courant des progrès, afin de faciliter la réintégration et le retour dans le cercle familial.

Pour lutter contre l'isolement hospitalier, l'infirmier doit faciliter la présence auprès de la personne âgée d'objets lui appartenant, et qui peuvent lui être nécessaires (lunettes, réveil, montre, livres et même petit mobilier si la structure de la pièce le permet).

• La **personne âgée doit être protégée dans ses biens** (sauvegarde de justice, curatelle, tutelle).

• **Il faut préparer les personnes âgées aux activités collectives** afin qu'elles conservent des habitudes sociales.

Il faut qu'elles soient placées dans des groupes d'activité, et qu'elles soient responsabilisées au sein des groupes, et valorisées.

Il faut restaurer le sentiment d'utilité et d'estime de soi, en leur donnant la possibilité d'accomplir des tâches ménagères (essuyer la vaisselle, arroser les plantes), tout ce qui les extrait d'un univers clos et stérile.

2. Alternatives à l'hospitalisation.

Retrouver son autonomie est l'une des revendications majeures du patient âgé. Le retour au domicile doit être une priorité si le patient s'est réentraîné aux habitudes sociales.

Le retour à son domicile, la vie dans son univers habituel reste l'ultime quête, l'ultime désir de la personne âgée.

L'indépendance doit être vivement encouragée par l'infirmière, c'est le but essentiel de toute psychothérapie.

Même si le retour au domicile est possible, et même si la personne âgée fait preuve d'indépendance, il ne faut pas négliger les mesures d'accompagnement social (aide ménagère, aide soignante). Le contact avec l'hôpital doit être maintenu, principalement par le biais de l'infirmière qui continue à dispenser ses soins à domicile.

Le patient âgé doit rester en contact permanent avec le monde extérieur. L'infirmier se doit d'être attentif à cela en aidant le patient dans le choix des lectures, émissions de radio, de télévision, sans rien imposer.

L'infirmier se doit de préparer les autres alternatives à l'hospitalisation, en facilitant le placement dans des institutions de remplacement du milieu familial (maisons de retraite, maisons de santé ou de cure médicale, hôpital de longs séjours).

Ces transferts doivent être préparés car chacun sait combien la personne âgée est récalcitrante au changement.

3. Malades n'ayant pas la capacité de retrouver des habitudes sociales.

Pour ces derniers les soins infirmiers généraux augmentent au fur et à mesure de l'aggravation de l'état.

Outre les soins physiques, il ne faut jamais minimiser la relation affective. Dans les cas de grande invalidité, cette relation n'est plus véhiculée par les mots, les conseils ; mais par le biais des sens : tactile, olfactif... la douceur et l'humanité.

CONCLUSION.

Dans la relation thérapeutique, l'infirmier reste le maillon essentiel sans lequel le malade âgé, atteint de troubles psychiques, ne peut évoluer. L'infirmier doit rester très attentif à tous les problèmes posés par l'hospitalisation de ces patients en milieu spécialisé. Par son observation, son écoute, sa disponibilité, il participe à leur maintien, leur réintégration sociale.

ACCOMPAGNEMENT DU MOURANT

Xavier TRIBOLET

ACCOMPAGNEMENT DU MOURANT

I — INTRODUCTION.

Si la naissance est une occasion de réjouissances, à l'opposé, la mort est un sujet de tristesse, d'angoisse, voire même d'échec. Et ce phénomène est d'autant plus marqué dans nos sociétés modernes où le culte de la jeunesse s'associe étroitement à celui de la santé.

Selon Freud (« Essai de psychanalyse »), l'inconscient ne pourrait concevoir l'idée de notre propre disparition. De plus, chacun serait persuadé, dans son inconscient, de sa propre immortalité. Seul l'autre serait concerné par la mort.

Considérant la mort comme inacceptable mais cependant inévitable, le conflit qui en découle ne laisse pas indemne le psychisme de l'individu, et ceci d'autant plus que la vie arrive à son terme.

L'hôpital, institution fondamentalement orientée vers le processus de guérison de la maladie, a aussi pour fonction d'accueillir et de soigner le patient en fin de vie. Une responsabilité importante puisque 2/3 des décès surviennent en milieu institutionnel, l'hôpital étant largement représenté.

La mission de l'infirmier, compte tenu de la situation anxiogène de l'événement, aura pour objectif de répondre aux besoins fondamentaux du mourant, qu'ils soient psychologiques ou physiologiques. Ces deux états interférant constamment l'un sur l'autre, il s'agira dès lors d'en trouver le juste équilibre en vue d'une harmonisation optimale du résultat recherché.

Ecouter, comprendre et répondre, voilà sur quoi repose le fondement même de toute tentative de soin auprès de celui qui meurt.

II — DE LA RÉVOLTE A L'APAISEMENT.

Psychiatre américaine d'origine suisse, Elisabeth Kubler-Ross a organisé à partir des années 1960 une série de colloques et séminaires traitant des derniers instants de la vie. Son action a été de laisser la possibilité à chaque mourant de s'exprimer, de laisser paraître ce que, jusqu'alors, on lui interdisait de dire : sa colère, sa révolte, la variation de ses rapports à la réalité, son langage au sens propre et figuré. Ainsi, peu à peu, au fil de ses rencontres avec le mourant E. Kubler-Ross a su dégager différentes étapes psychologiques par lesquelles passe ce dernier :

• **1re étape** : le refus et l'isolement, lorsque le patient a pris conscience de l'issue fatale. Sous l'effet de ce choc, la personne est comme « anesthésiée », paralysée, ressentant la nouvelle de manière très angoissante.

• **2e étape** : la dénégation unie à l'irritation. Tout est mis en œuvre pour tenter d'effacer le diagnostic initial, mais la personne se rend progressivement à l'évidence ; elle ne peut supporter cette idée et se montre agressive à l'égard des « vivants ».

• **3e étape** : la dépression, souvent longue et traînante, est à la fois réactionnelle (due aux phases précédentes, ainsi qu'aggravée par divers soucis en rapport avec les enfants, le conjoint, l'utilité des soins mise en doute et le coût qui en découle...), mais elle est aussi « préparatoire ». Ce chagrin aide peu à peu au travail de préparation et d'acceptation du destin prévu.

• **4e étape** : le marchandage, rompant la dépression, où le patient négocie à sa manière (souvent avec Dieu, mais parfois avec le soignant), dans l'espoir de renvoyer à toujours plus tard le moment de sa mort.

• **5e étape** : l'acceptation, lorsque le mourant a eu le temps nécessaire au plein accomplissement des phases précédemment décrites ; période durant laquelle il ne connaît ni déprime, ni irritation, ni crainte de son destin.

Toutes ces étapes, systèmes de défense, moyens de lutte vis-à-vis d'une situation difficile à assumer, se suivent, se chevauchent ; les unes durent plus longtemps que d'autres ; mélangées ou dans cet ordre, en nombre complet ou certaines absentes, ces phases marquent toutes la durée de l'évolution du « mourir », en compagnie d'une présence constante : l'espoir.

La reconnaissance de ces différents stades par le soignant permettra ainsi d'adapter sa réponse face aux demandes, exigences ou besoins signifiés par le mourant. La dernière phase, d'acceptation et de paix, peut alors être favorisée et effective si toutes les précédentes ont été aidées pour être dépassées.

III — L'ÉCOUTE ACTIVE : LA RELATION D'AIDE.

Le sentiment de solitude du mourant est exacerbé par le caractère définitif et inéluctable de son départ : mourir est considéré alors comme un abandon, un adieu au sens strict à la vie, sans possibilité de retour en arrière.

1. L'écoute accompagnatrice.

L'écoute va donner le moyen de rompre en partie cette solitude, montrant au mourant qu'il n'est pas abandonné, mais accompagné dans sa confrontation avec la mort.

2. L'écoute disponible.

Ecouter l'autre dans toute son expression va permettre de lui montrer notre disponibilité en tant que soignant, une ouverture sur ce qu'il croyait déjà fermé : sa vie.

3. L'écoute observatrice.

L'écoute va alors exploiter non seulement l'ouïe, mais aussi la vue et les autres sens ; mettant ainsi en jeu un ensemble de capacités de perception du soignant, afin de détecter tout signe éventuel de traumatisme ou difficulté relative à l'état de santé précaire du patient ; ces signes pouvant être exprimés clairement, ou sous forme de non-dit.

Ecouter la douleur, les difficultés respiratoires, la dépression, l'angoisse... écouter tous ces symptômes c'est déjà préparer la solution au problème manifesté.

IV — INTERACTION CORPS/ESPRIT.

1. L'image du corps dépendant.

A l'approche de la mort, les capacités physiques de l'individu diminuent. Le corps, à travers les diverses altérations en rapport avec la pathologie terminale du sujet, va devenir dépendant de l'autre, le soignant.

L'image du corps est désormais atteinte, touchant ainsi toute la relation à l'autre et à soi-même.

L'amaigrissement, les troubles sphinctériens, la sécheresse de la bouche, les difficultés à se mouvoir, à s'alimenter, à se laver, à s'habiller, autant de troubles auxquels le mourant ne peut plus faire face seul.

Les modifications et diminutions d'autonomie amènent le patient vers une impasse : il y aura obligation de céder son propre corps aux mains du soignant en vue de pallier les fonctions physiologiques fondamentales de l'organisme.

2. Le cercle vicieux.

La cassure de l'image de soi entraîne une dévalorisation du sujet. Le corps, fondement sur lequel repose la sensation d'exister, lieu d'investissement narcissique, de par l'état de crise qu'il traverse, va faire le lit d'une dépression réactionnelle.

La perte du goût de vivre, qui en est issue, est à l'origine d'un syndrome de glissement, réintensifiant le caractère instable et précaire des fonctions physiologiques du patient... et ainsi de suite. C'est le cercle vicieux.

C'est ici que la mission du soignant trouvera toute sa raison d'être en tant que relation d'aide face à une personne **seule, angoissée** et **dépendante.**

A chaque besoin est souhaitée une réponse fonctionnelle, adaptée et personnalisée.

V — LES BESOINS DU MOURANT.

L'atteinte de l'intégrité corporelle constituée d'incapacité, de dépendance et d'impuissance doit faire l'objet d'une attention particulière du soignant. Maintenir chez la personne en fin de vie une hygiène et un confort optima par des soins de maintenance adaptés et personnalisés pourra orienter de façon décisive le moral du patient.

La qualité de la suppléance de l'infirmière au cours d'une perte partielle ou totale d'autonomie revalorisera la considération narcissique du malade, luttant ainsi contre le sentiment d'abandon et de dévalorisation dû à son état physique.

1. Hygiène et confort.

La toilette, source d'hygiène et de bien-être, doit être adaptée à l'état de souffrance du malade. Selon sa capacité à accepter que l'on s'occupe de lui physiquement, le patient aura droit à telle ou telle priorité concernant les diverses phases de la toilette : toilette du visage, du torse, du dos, des membres inférieurs et supérieurs, toilette des parties intimes... on pourra alors se limiter aux parties les plus nécessiteuses afin de laisser tranquille le patient et, de ce fait, ne pas l'agresser par des gestes inutiles.

Ne jamais oublier que le confort physique est primordial car il retentit sur la sphère psychique de l'individu.

Dans cette optique, l'accent sera mis sur l'hygiène bucco-dentaire pour lutter contre une éventuelle sécheresse de la bouche et une mauvaise haleine. Le soin de bouche consistera à nettoyer la cavité buccale afin de maintenir un certain degré d'humidité, et de prévenir de ce fait inflammations et infections des muqueuses.

La lutte contre l'apparition des escarres (risque majoré par l'immobilité, la sous-alimentation, la transpiration et l'incontinence urinaire et fécale) passe non seulement par des changements de position périodiques, des massages trophiques renouvelés, une alimentation adéquate, mais aussi une hygiène appropriée en vue de limiter les zones de macération.

Enfin, ne pas oublier les petits « plus » qui font les grandes améliorations : lunettes propres, prothèses dentaires et auditives entretenues, montre au poignet bien placée, coiffure soignée personnalisée... la famille doit pouvoir approcher le malade sans recul.

2. L'alimentation.

Le rôle de l'infirmier est d'apporter une alimentation conforme aux besoins du sujet.

L'acharnement alimentaire est exclus. Le repas, plus que l'assouvissement d'un besoin physiologique, doit être source de plaisir.

En fonction d'une demande plus ou moins bien formulée, l'infirmier, qui aura pris soin de la décoder, adaptera la quantité et la qualité de l'apport alimentaire : besoin d'aliments froids, chauds, liquides, solides... quant aux protéines, souvent difficilement assimilables sous forme de viandes, fromages ou œufs, elles existent aussi sous forme d' «unité hyperprotéique » semblables aux crèmes dessert.

La surveillance de l'hydratation est importante car une bonne partie du bien-être de l'individu en dépend : une peau sèche et squameuse peut facilement devenir irritable et prurigineuse ; une bouche sèche, une langue « cartonneuse » sont source de difficultés de déglutition et de parole.

La transmission des observations quotidiennes de l'infirmier à un médecin qui n'est pas forcément présent toute la journée auprès du patient, est primordiale pour la qualité des éléments de confort prodigués. Ainsi, si l'hydratation est jugée insuffisante par l'infirmier (qui aura remarqué une sécheresse des muqueuses, une langue « rôtie », un pli cutané, une déglutition altérée...), le médecin pourra orienter ses prescriptions afin de pallier ce manque (perfusions...).

3. L'élimination.

L'apparition de l'incontinence, urinaire ou fécale, a des répercussions psycho-affectives, l'image que le patient a de lui-même s'en trouvant fortement altérée. Une scission anxiogène existe alors entre un corps qui n'obéit plus et l'image que le sujet voudrait de son propre corps.

Limiter ses gestes au strict nécessaire, respecter la pudeur de l'autre et manifester une compréhension bienveillante mais mesurée dans son expression, telle sera la conduite infirmière au cours des soins effectués.

L'aération de la chambre, les bombes déodorantes et l'eau de toilette seront manipulées avec tact afin de lutter contre les mauvaises odeurs, cette attitude visant à ne pas enfoncer encore plus le malade dans la dépréciation de son propre corps.

4. La douleur.

L'apparition d'une souffrance dans une partie du corps est ressentie de façon angoissante. La douleur du patient reste difficile à évaluer du fait de l'intervention de divers facteurs : affectifs, psychologiques et culturels. Mais sa présence reste toujours un signe d'alarme devant lequel l'infirmier doit répondre de manière adaptée.

L'expression algique peut être plus ou moins claire selon l'état du mourant, d'où la nécessité d'un sens de l'observation affiné par une attention vigilante de la part du soignant.

Le symptôme algique peut se traduire de différentes manières :
— Des plaintes verbalisées.
— Des gémissements.
— Une agitation physique et/ou psychique (angoisse, agressivité, confusion...).
— Lorsque le mourant est dans un état sub-comateux, il peut s'agir d'une transpiration excessive, ou de l'apparition d'un rictus de la mimique du visage localisé aux sourcils.

Tous ces signes plus ou moins évocateurs sont donc à prendre en compte si l'on veut soulager la souffrance du malade, celle-ci étant accentuée par le contexte de fin de vie dans lequel elle se développe.

Le soignant doit enfin garder à l'esprit qu'une douleur, au-delà de l'expérience sensorielle désagréable, entraîne aussi des troubles émotionnels et relationnels importants : le sommeil, l'appétit, l'amour de la vie et des autres, les désirs et par là-même l'intégrité de l'individu sont touchés.

L'infirmier, outre l'administration des éventuels traitements antalgiques prescrits par le médecin, a un rôle prépondérant auprès du patient.
— Diminuer l'intensité du processus inflammatoire et par conséquent la douleur par la pose de vessies de glace sur les zones montrées comme étant douloureuses.
— Favoriser les positions antalgiques du sujet en préservant un maximum de confort au sein du lit, avec des draps et couvertures lâches et non oppressants, la présence éventuelle d'un arceau pouvant créer un « espace libre » supplémentaire.
— Ne pas agresser le mourant par des stimulations visuelles ou auditives inutiles, c'est-à-dire limiter les visites, notamment au moment des crises ; respecter le silence et le calme dans la chambre, mais aussi à côté, dans le couloir du service ; baisser la lumière lorsque celle-ci se fait trop intense ; créer un climat constant de calme, de sérénité, visant ainsi à amoindrir la détresse psychique causée par la douleur.
— Rassurer le patient par des paroles apaisantes en lui expliquant que cet état de souffrance ne va pas durer, que des mesures adéquates vont être prises sur le champ. Etre présent à côté du malade, c'est déjà montrer qu'on s'intéresse à lui et qu'en tant que soignant, on est susceptible d'intervenir à tout moment, rapidement, afin de répondre à ses besoins.

5. Identité, croyance et spiritualité.

Dans ses derniers instants de vie, le mourant est encore un être vivant, présent dans la société des hommes ; et même si celle-ci s'est considérablement restreinte, au point de n'être plus représentée que par un groupe de soignants et quelques familiers, la présence de cette société marque plus que jamais la continuité de l'existence de celui qui meurt.

Car le mourant, conscient, possède encore une identité et par là-même, le besoin d'être reconnu comme une personne à part entière. Cette reconnaissance de soi passe aussi par un besoin d'appartenance : appartenir à un pays, à une communauté, à une religion, à une famille, à quelque chose d'identifiable pouvant permettre à l'individu d'être identifié et donc reconnu.

Pour donner encore un sens à la vie, et par conséquent à sa mort, le mourant va suivre un chemin l'aidant à assumer cet ultime événement. Ce chemin, selon l'histoire du patient, sera probablement le dernier appui sur lequel le mourant va se reposer avant de sombrer dans l'inconnu : croyance pour les uns, plus généralement aide spirituelle pour certains, ou tout simplement présence humaine pour les autres.

L'infirmière va permettre ou faciliter la réalisation d'un tel besoin.

Avec l'aide de la famille, lorsque famille il y a, l'infirmière se donne pour objectif de favoriser tout ce qui peut encore montrer au mourant qu'il est encore digne d'être, et qu'une communication est toujours possible.

En fonction des propres ressources du patient, l'infirmière pourra faire intervenir un représentant religieux, un membre de la famille, le médecin traitant... ou encore interviendra elle-même.

Lutter contre le sentiment d'abandon du mourant ; diminuer la solitude du sujet confronté à un événement que lui seul va « vivre », c'est établir un lien constant « avec ». Ce lien, ce contact, cette communication, qu'ils soient d'ordre religieux, spirituel ou purement humain, doivent permettre au mourant de réussir à intégrer la perspective de la mort dans sa vision de la vie : l'acceptation ultime, dernière étape du mourir, est alors franchie.

En résumé :

— Ecoute accompagnatrice, disponible, observatrice.

— Adapter la toilette à l'état de souffrance du malade.

— Surveiller alimentation et hydratation.

— Respecter la pudeur.

— Etre attentif aux manifestations douloureuses et adopter les actions antalgiques :
- favoriser les positions antalgiques ;
- éviter toute agression visuelle ou auditive ;
- rassurer par des paroles apaisantes.

— Transmettre les observations quotidiennes sur le DSI.

— Lutter contre le sentiment d'abandon du mourant.

— Etablir un lien constant « avec », pour permettre au mourant l'acceptation de la perspective du « mourir ».

ANNEXE : LA LÉGISLATION

Aujourd'hui, la loi n° 91-748 du 31/07/1991 officialise et légitimise la direction du service de soins infirmiers qui regroupe l'ensemble du personnel participant aux soins infirmiers.

Art. L. 714-26.

Le service de soins infirmiers est constitué par les cadres infirmiers, soignants et enseignants, les IDE, les AS, les auxiliaires de puériculture, les élèves...

L'ensemble des personnels qui le compose voit son exercice légitimé par :
— la loi 78/615 du 31 mai 1978 ;
— les articles L 473 à 485 du Code de Santé Publique, LIvre IV, chapitre II. ;
— la loi 80/527 du 12 juillet 1980 ;
— le décret 81/539 du 12 mai 1981 ;
— le décret 84/689 du 17 juillet 1984 ;
— le décret 84/758 du 18 octobre 1989 ;
— la loi hospitalière n° 91/748 du 31 juillet 1991 ;
— ciculaire DGS/DH 987 du 15/09/1989.
— le décret du 16 février 1993 ;
— le décret du 15 mars 1993.

Le guide de terminologie glossaire provisoire n° 3, fascicule spécial n° 86/21 ter, précise que la politique de soins infirmiers :
« C'est l'art d'élaborer les orientations de soins infirmiers, de fixer les objectifs, d'adapter les stratégies et de mettre en œuvre les actions qui en découlent. Cette politique repose sur une conception des soins définis par le service infirmier. Elle s'inscrit dans une politique déterminée par l'établissement ».

Art. L. 473. (*L. n° 78-615 du 31 mai* 1978) Est considérée comme exerçant la profession d'infirmière ou d'infirmier toute personne qui, en fonction des diplômes qui l'y habilitent, donne habituellement des soins infirmiers sur prescription ou conseil médical, ou bien en application du rôle propre qui lui est dévolu.

En outre, l'infirmière ou l'infirmier participe à différentes actions, notamment en matière de prévention, d'éducation de la santé et de formation ou d'encadrement.

TEXTES. — V. Décr. n° 83-1008 du 23 nov. 1983 (ANNEXE IV) fixant les catégories de personnes habilitées à effectuer certains actes de prélèvement dans les établissements de transfusion sanguine. — Décr. n° 80-987 du 3 déc. 1980 (ANNEXE VII) fixant les catégories de personnes habilitées à effectuer certains actes de prélèvements en vue d'analyses de biologie médicale. — Arr. 13 juin 1983 (*J. O. N. C.* 10 juill. ; Rect. *J. O. N. C.* 9 sept.) : admission dans les écoles préparant au diplôme d'Etat d'infirmier. — Décr. n° 88-1077 du 30 nov. 1988 (*J. O.* 1er déc.) : statuts particuliers des personnels infirmiers de la fonction publique hospitalière. — Circ. D. G. S.-D. H. n° 387 du 15 sept. 1989 : mode d'exercice de la profession d'infirmière dans les établissements hospitaliers (*B. O. M. S. P. S.* n° 89-46, Texte n° 14-548). — Décr. n° 84-689 du 17 juill. 1984 (*infra*, ANNEXE IV) : actes professionnels et exercice de la profession d'infirmier. — Décr. n° 88-903 du 30 août 1988 (*J. O.* 1er sept.) : certificat d'aptitude aux fonctions d'infirmier spécialisé en anesthésie-réanimation.

Art. L. 474. (*L. n° 80-527 du 12 juill.* 1980) Nul ne peut exercer la profession d'infirmier ou d'infirmière s'il n'est muni d'un diplôme, certificat ou autre titre mentionné à l'article L. 474-1.

1. Sur l'examen de récupération prévu à l'art. 13 de la loi du 8 avr. 1946, V. Cons. d'Et. 18 janv. 1952, *Dame Holey et autres*, *Rec.* p. 44.

2. Les circulaires par lesquelles le ministre de la santé publique supprime toutes les restrictions à l'exercice de la profession d'infirmier ou d'infirmière par les personnes titulaires d'autorisations d'exercer en vertu des lois de 1943 et de 1946 présentent un caractère réglementaire. — Cons. d'Et. 3 nov. 1972, *Dlle Zabéo*, *Rec.* p. 689.

3. ... De telles circulaires sont illégales, le ministre n'ayant pas un pouvoir réglementaire (*ibid.*).

4. Sur l'exercice illégal de la profession d'infirmier, V. Cons. nat. Ordre, 29 nov. 1978, *Bull. Ordre méd.*, mars 1980, p. 31.

5. Sur l'homologation du diplôme d'Etat d'infirmier ajouté à la liste des diplômes homologués de l'enseignement technologique, V. Arr. 25 oct. 1978 (*J.O.N.C.* 29 oct.).

6. Sur les mesures provisoires permettant d'exercer le droit d'établissement et de libre prestation des infirmiers, V. Circ. D.G.S.-1754-A.S. 4 déc., 18 sept. 1979, *B.O.M.S.P.* n° 79-43, texte 17412.

7. Sur l'obligation de motiver le refus d'autorisations d'exercer la profession, V. Circ. 28 sept. 1987, *J. O.* 20 oct.

Art. L. 474-1. (*L. n° 80-527 du 12 juill.* 1980) **Les diplômes, certificats et titres exigés en application de l'article L. 474 sont :**

Soit le diplôme français d'Etat d'infirmier ou d'infirmière, ou l'un des brevets délivrés en application du décret du 27 juin 1922 [*abrogé* : *V. Décr. n° 81-306 du 2 avr.* 1981, J. O. 4 avr., *mod. par Décr. n° 88-1076 du 30 nov.* 1988, J. O. 1er déc.] ;

Soit, si l'intéressé est ressortissant d'un Etat membre de la Communauté économique européenne, un diplôme, certificat ou autre titre d'infirmier responsable des soins généraux délivré conformément aux obligations communautaires par l'un de ces Etats et figurant sur une liste établie par le ministre chargé de la santé [*V. Arr. 16 juill.* 1980, J.O.N.C. 27 juill., *mod. par Arr. 6 févr.* 1981, J.O.N.C. 6 mars, *Arr. 21 avr.* 1983, J. O., N. C., 10 mai, *Arr. 10 mars* 1987, J. O. 17 mars *et Arr. 8 févr.* 1990, J. O. 6 mai], ou tout autre diplôme, certificat ou autre titre d'infirmier responsable des soins généraux délivré par l'un des Etats membres (*L. n° 84-391 du 25 mai* 1984, *art.* 8) « sanctionnant une formation d'infirmier responsable des soins généraux acquise dans l'un de ces Etats commencée avant le 29 juin 1979 », à la condition qu'il soit accompagné d'une attestation de cet Etat certifiant que :

— le titulaire du diplôme, certificat ou titre s'est consacré, de façon effective et licite, aux activités d'infirmier responsable des soins généraux pendant au moins trois années au cours des cinq années précédant la délivrance de l'attestation ;

— ces activités ont comporté la pleine responsabilité de la programmation, de l'organisation et de l'administration des soins infirmiers aux patients.

Circ. D. G. S./123/OB du 20 janv. 1987 (*B. O. M. A. S. E.* n° 87-10 du 31 mars 1987, p. 107) : exercice d'une activité paramédicale par les titulaires de diplômes étrangers. — Circ. D. G. S./134/OC du 11 févr. 1987 (*B. O. M. A. S. E.* n° 87-11 du 7 avr. 1987, p. 53) : conditions d'admission dans les écoles d'infirmières, de laborantins d'analyses médicales, manipulateurs d'électro-radiologie médicale, masseurs-kinésithérapeutes, pédicures-podologues et psychomotriciens. — Circ. D. G. S. n° 392/OB du 10 mars 1987 (*B. O. M. A. S. E.* n° 87-13 du 22 avr. 1987, p. 77) : libre circulation des infirmiers responsables des soins généraux diplômés en Espagne ou au Portugal.

1. Sur la base des anciens art. 792 et 809 du code, la Cour de Justice des Communautés européennes a estimé que les dispositions exigeant la possession de la nationalité française contrevenaient à la réglementation communautaire. — C. J. C. E. 3 juin 1986, *R. T. D. S. S.* 1986, p. 607, note L. Dubouis.

2. Sur un recours dirigé contre l'arrêté du 25 juin 1982, pris pour l'application du décret du 2 avr. 1981 relatif aux études conduisant au diplôme d'Etat d'infirmiers et d'infirmières. — V. Cons. d'Et. 21 mai 1986, *Croix-Rouge française*, Req. n° 49628.

3. Une personne, ne possédant pas l'un des diplômes, certificats ou titres exigés par l'art. L. 474-1 c. s. p., ne peut exercer la profession d'infirmier ou d'infirmière. — Cons. d'Et. 18 nov. 1988, *Assoc. laïque pour l'éducation et la formation professionnelle des adolescents*, Req. n° 49844.

4. Il en résulte que les dispositions du code du travail sur la protection exceptionnelle des salariés investis de fonctions représentatives ou d'un mandat syndical ne s'appliquent pas, si la demande d'autorisation de licenciement est fondée sur l'absence des titres professionnels légalement exigés (même arrêt).

Art. L. 475. (*L. n° 78-615 du 31 mai* 1978) « Pour l'obtention du diplôme d'Etat d'infirmier ou d'infirmière », les candidats ne peuvent être admis à subir les examens que s'ils ont accompli leur scolarité dans une école autorisée par le ministre de la Santé publique et de la Population.

Circ. D. G. S./134/OC 11 févr. 1987 (*B. O. M. A. S. E.* n° 87-11 du 7 avr. 1987, p. 53).

1. Sur la légalité d'un arrêté organisant un examen d'admission dans les écoles préparant au diplôme d'Etat d'infirmier, V. Cons. d'Et. 20 mai 1977, *Syndicat nat. des infirmiers et infirmières diplômés d'Etat*, *Rec.* p. 229.

2. Sur l'accord européen en matière d'instruction et de formation des infirmiers, V. *J. O.* 7 févr. 1975.

3. Sur les conditions de fonctionnement de l'ensemble des écoles paramédicales, V. Arr. 25 juin 1982 (*J. O. N. C.* 1er oct.).

4. Sur les attributions du conseil d'école, V. Arr. 25 juin 1982 (*ibid.*). — V. *supra*, note 2 sous art. L. 474.

5. Sur l'obligation de motiver les retraits d'agrément, V. Circ. 28 sept. 1987 (*J. O.* 20 oct.).

Art. L. 476. La direction des écoles préparant au diplôme d'Etat ne doit être confiée qu'à des personnes agréées par le ministre de la Santé publique et de la Population, (*L. n° 78-615 du 31 mai 1978*) « après avis du conseil supérieur des professions paramédicales — commission des infirmières et infirmiers ». Cet agrément peut être retiré dans les mêmes formes, en cas d'incapacité ou de faute grave.

(*L. n° 70-1319 du 31 déc. 1970*) « Les dispositions du présent article ne sont pas applicables aux personnels régis par le livre IX du présent code. »

Art. L. 476-1. (*L. n° 80-527 du 12 juill. 1980*) Par dérogation aux dispositions de l'article L. 474, peuvent exercer la profession d'infirmier ou d'infirmière les personnes titulaires d'une autorisation d'exercer définitivement la profession d'infirmier ou d'infirmière, délivrée en application des dispositions transitoires de l'article 12 de la loi du 15 juillet 1943 ou de l'article 13 de la loi du 8 avril 1946.

V. Circ. 28 sept. 1987, *J. O.* 20 oct. (motivation obligatoire des refus d'autorisation).

Art. L. 477. Par dérogation aux dispositions de l'article L. 474 ci-dessus, l'exercice de la profession d'infirmière ou d'infirmier est permis soit en qualité d'auxiliaire polyvalent, soit pour un ou plusieurs établissements ou pour un mode d'activité déterminé :

1° Aux personnes pourvues de certificats, titres ou attestations dont la liste et les conditions de validité sont fixées par arrêté du ministre de la santé publique et de la population. (*L. n° 80-527 du 12 juill. 1980*) « Toutefois, les certificats, titres ou attestations délivrés dans un Etat non membre de la Communauté économique européenne ne peuvent permettre l'exercice de la profession d'infirmier ou d'infirmière que dans la mesure où le diplôme d'Etat français ouvre lui-même l'exercice de celle-ci dans cet Etat. Cette dernière disposition n'est pas applicable aux personnes ayant le statut de réfugié politique, ni aux personnes exerçant légalement en France la profession d'infirmier ou d'infirmière à la date de la publication de la loi n° 80-527 du 12 juillet 1980. »

2° Aux élèves préparant le diplôme d'Etat pendant la durée de leur scolarité, mais seulement dans les établissements ou services agréés pour l'accomplissement des stages.

La date et les modalités de la cessation des régimes dérogatoires visés dans le présent article seront fixées par décret pris sur le rapport du ministre de la Santé publique et de la Population.

V. Décr. du 30 janv. 1975 (*J. O.* 7 févr.) publiant en France l'accord européen de Strasbourg du 25 oct. 1967 sur l'instruction et la formation des infirmières.

1. L'art. L. 477 permet au ministre de valider certains titres pour l'exercice de la profession d'infirmier polyvalent. — Cons. d'Et. 3 mai 1968, *Dlle Martin et Assoc. nat. française des infirmiers et des infirmières diplômés d'Etat*, *Rec.* tables, p. 1083. — ... Sous réserve de prendre l'avis d'une commission dans certains cas (*ibid.*).

2. Le ministre est habilité à instituer, en vue de l'exercice de la profession d'infirmière dans les seuls dispensaires publics de la Guadeloupe, une procédure particulière de délivrance d'un certificat d'aptitude aux adjointes sociales en fonction dans ces dispensaires avant le 31 déc. 1973. — Cons. d'Et. 22 nov. 1985, *Comité d'entente des écoles d'infirmières et des écoles de cadres*, Req. n° 38512.

3. Sur la validité d'une mesure mettant fin à une autorisation temporaire d'exercer en qualité d'infirmière, dans l'attente d'une régularisation. — V. Cons. d'Et. 19 nov. 1986, *Mme Veopraseut*, Req. n° 67931.

CHAPITRE II. — RÈGLES D'EXERCICE DE LA PROFESSION ET DISPOSITIONS PÉNALES.

(*Décr. 11 mai 1955*)

BIBLIOGRAPHIE. — *Jurisclass. pén.*, Annexes, v° *Médecine*, fasc. V, nos 6 s. — Dr. J. Cayla, La pratique par les infirmières de l'autohémothérapie et des injections de vaccins, de gamma-globulines et de produits désensibilisants, *R. T. D. S. S.* 1973.29. — M.-N. Moreau, *Connaissances juridiques de l'infirmière et des professions paramédicales*, Masson, 1980.

TEXTES DE RÉFÉRENCE. — V. Décr. n° 79-949 du 9 nov. 1979 (*J. O.* 10 nov.) : sociétés civiles professionnelles d'infirmiers ou d'infirmières. — V. Circ. 18 sept. 1979 (*J. O. N. C.*

20 nov.) : exercice en France de la profession d'infirmier ou d'infirmière par des ressortissants de la C.E.E. — Décr. n° 84-689 du 17 juill. 1984 (*infra*, ANNEXE IV) relatif aux actes professionnels et à l'exercice de la profession d'infirmier. — Décr. n° 84-99 du 10 févr. 1984 (*J. O.* 12 févr.) relatif au statut des infirmiers et infirmières des services médicaux des administrations centrales de l'Etat, des services extérieurs en dépendant et des établissements publics de l'Etat.

Art. L. 478. (*L. n°* 80-527 *du* 12 *juill.* 1980) Un infirmier ou une infirmière ne peut exercer sa profession, sous réserve des dispositions de l'article L. 479 et à l'exception des infirmiers et infirmières militaires, que s'il est inscrit sur une liste dressée par le préfet du département de sa résidence professionnelle. L'inscription mentionne la ou les catégories professionnelles dans lesquelles l'infirmier ou l'infirmière exerce (infirmiers exerçant à titre libéral, infirmiers salariés du secteur public, infirmiers salariés du secteur privé, infirmiers de secteur psychiatrique).

En cas de transfert de la résidence professionnelle dans un autre département, l'infirmier ou l'infirmière doit demander le transfert de son inscription dans un délai de trois mois à compter du transfert de résidence, faute de quoi il est radié d'office.

Un infirmier ou une infirmière ne peut être inscrit que sur une seule liste départementale. Cette inscription ne limite pas géographiquement les possibilités d'exercice.

L'infirmier ou l'infirmière qui est inscrit ou enregistré dans un Etat étranger pour l'exercice de sa profession ne peut être inscrit sur une liste départementale.

1. Sur une disposition de la convention passée entre les caisses d'assurance maladie et la Fédération nationale des infirmiers et interdisant aux infirmiers toute publicité, V. Cons. d'Et. 20 févr. 1976, *Organisation nat. des Syndicats d'infirmiers libéraux et Syndicat nat. des infirmiers et infirmières libéraux*, *Rec.* p. 107.

2. Sur l'obligation de motivation du refus ou de la radiation d'enregistrement, V. Circ. 28 sept. 1987 (*J. O.* 20 oct.).

Art. L. 478-1. (*L. n°* 80-527 *du* 12 *juill.* 1980) Le préfet refuse l'inscription si le demandeur ne remplit pas les conditions légales exigées pour l'exercice de la profession ou s'il est frappé soit d'une interdiction temporaire ou définitive d'exercer la profession en France ou à l'étranger, soit d'une suspension prononcée en application des articles L. 482-10 ou L. 482-12.

Toutefois, lorsque le demandeur est frappé d'une interdiction d'exercer la profession dans un autre pays qu'un Etat membre de la Communauté économique européenne, il peut être autorisé à exercer cette profession en France par décision de la juridiction disciplinaire prévue aux articles L. 482-1 et suivants. — *V. Circ. D. G. S. n°* 890/OB *du* 21 *mars* 1983 (B. O. M. A. S. n° 83-17, texte n° 752). — *Sur l'obligation de motiver un refus ou une radiation d'enregistrement, V. Circ.* 28 *sept.* 1987 (*J. O.* 20 oct.).

Art. L. 478-2. (*L. n°* 80-527 *du* 12 *juill.* 1980) L'infirmier ou l'infirmière qui demande son inscription sur la liste départementale doit faire la preuve

d'une connaissance suffisante de la langue française et des systèmes de poids et mesures utilisés en France. Lorsque cette preuve ne résulte pas du dossier accompagnant la demande d'inscription, la vérification est faite par l'inspecteur départemental de la santé ; une nouvelle vérification peut être faite, à la demande de l'intéressé, par l'inspecteur régional de la santé.

Art. L. 478-3. (*L. n°* 80-527 *du* 12 *juill.* 1980) S'il apparaît que le demandeur est atteint d'une infirmité ou se trouve dans un état pathologique qui rend dangereux l'exercice de sa profession, le préfet saisit le tribunal de grande instance qui se prononce dans les conditions prévues à l'article L. 482-10. — *V. Circ. D. G. S. n°* 890/O. B. *du* 21 *mars* 1983 (B. O. M. A. S. n° 83-17, texte n° 752).

Art. L. 478-4. (*L. n°* 80-527 *du* 12 *juill.* 1980) Lorsqu'un infirmier ou une infirmière veut exercer sa profession dans une catégorie professionnelle où il ne l'exerçait pas jusqu'alors, il doit demander la modification de son inscription sur la liste départementale.

Art. L. 478-5. (*L. n°* 80-527 *du* 12 *juill.* 1980) L'infirmier ou l'infirmière est en droit d'exercer sa profession ou d'en poursuivre l'exercice dans une autre catégorie à l'expiration d'un délai d'un mois courant à compter de l'envoi ou du dépôt de sa demande. Il n'en est autrement que si le préfet l'avise par lettre recommandée de son intention d'exercer le contrôle prévu aux articles L. 478-2 et L. 478-3.

Art. L. 478-6. (*L. n°* 80-527 *du* 12 *juill.* 1980) L'infirmier ou l'infirmière qui cesse d'exercer sa profession doit demander au préfet de le radier de la liste départementale. À défaut de demande, il est radié d'office.

Est également radié d'office l'infirmier ou l'infirmière qui ne remplit plus les conditions requises pour l'exercice de la profession.

Art. L. 479. (*L. n°* 80-527 *du* 12 *juill.* 1980) L'infirmier ou l'infirmière ressortissant d'un des Etats membres de la Communauté économique européenne, qui est établi et exerce légalement les activités d'infirmier responsable des soins généraux dans un Etat membre autre que la France, peut exécuter en France des actes professionnels sans avoir procédé à l'inscription prévue par l'article L. 478.

L'exécution de ces actes est toutefois subordonnée à une déclaration préalable dont les modalités sont fixées par un décret en Conseil d'Etat. Si l'urgence ne permet pas de faire cette déclaration préalablement à l'acte, elle doit être faite postérieurement dans un délai maximum de quinze jours.

La déclaration est accompagnée d'une attestation de l'autorité compétente de l'Etat membre certifiant que l'intéressé possède les diplômes, certificats ou autres titres requis et qu'il exerce légalement les activités d'infirmier responsable des soins généraux dans l'Etat membre où il est établi. Elle est également accompagnée d'une déclaration sur l'honneur attestant qu'aucune instance pouvant entraîner l'interdiction temporaire ou définitive de l'exercice de l'activité de l'infirmier responsable des soins généraux dans l'Etat d'origine ou de provenance n'est en cours à son encontre.

L'infirmier ou l'infirmière prestataire de services est soumis aux dispositions des articles L. 482 et L. 482-1. — *Sur les actes de soins infirmiers, V. Arr.* 6 *janv.* 1952, *mod. par Arr.* 12 *mai* 1981 (J. O. 15 mai). — *V. sur l'inscription des infirmiers ressortissants des Etats membres de la C. E. E., Circ. D. G. S. n° 890/O. B. du 21 mars* 1983 (B. O. M. A. S. n° 83-17, texte n° 752).

Art. L. 480. Les infirmiers ou infirmières (*L. n° 80-527 du 12 juill.* 1980, *art.* 5) « inscrits sur la liste mentionnée à l'article L. 478 » peuvent porter l'insigne respectif conforme au modèle établi par le ministre de la Santé publique et de la Population, et dont l'usage leur est exclusivement réservé. Il leur est délivré, en outre, une carte professionnelle dont le modèle est également établi par le ministre de la Santé publique et de la Population. — *V. Circ. n° 7 du* 13 *mai* 1978, *préc.*

La convention nationale entre la Fédération nationale des infirmiers et les caisses d'assurance maladie a pu légalement stipuler que les infirmiers s'obligeaient à s'abstenir de toute publicité. — Cons. d'Et. 20 févr. 1976, *Organisation nat. des Syndicats d'infirmiers libéraux et Syndicat nat. des infirmiers et infirmières libéraux, Rec.* p. 107.

Art. L. 481. Les infirmières ou infirmiers et les élèves des écoles préparant à l'exercice de la profession sont tenus au secret professionnel dans les conditions et sous les réserves énoncées à l'article 378 du Code pénal.

Art. L. 482. (*L. n° 80-527 du* 12 *juill.* 1980) Les infirmiers et infirmières inscrits sur une liste départementale ou exécutant en France un acte professionnel tel que prévu à l'article L. 479 sont tenus de respecter les règles professionnelles fixées par décret en Conseil d'Etat pris après avis de la commission compétente du conseil supérieur des professions paramédicales. — *V. Décr. n° 84-689 du* 17 *juill.* 1984 (infra, ANNEXE IV) : *actes professionnels et exercice de la profession d'infirmier.*

Art. L. 482-1. (*L. n° 80-527 du* 12 *juill.* 1980) Il est institué dans chaque région sanitaire une commission de discipline devant laquelle sont poursuivis les infirmiers et infirmières qui ont manqué à leurs obligations professionnelles.

Cette commission peut comprendre plusieurs sections. Les règles applicables à la commission sont applicables aux sections.

Les dispositions de l'article L. 427 sont applicables aux infirmiers et infirmières.

Art. L. 482-2. (*L. n° 80-527 du* 12 *juill.* 1980) La commission régionale de discipline est présidée par un magistrat de tribunal administratif, en activité ou honoraire, désigné par le président du tribunal administratif dans le ressort duquel se trouve le siège de la région sanitaire. Elle comprend en outre quatre assesseurs infirmiers ou infirmières.

Ces assesseurs doivent être des infirmiers ou infirmières de secteur psychiatrique lorsque la personne traduite devant la commission appartient à cette catégorie. Lorsqu'elle appartient à une autre catégorie, les assesseurs doivent exercer, pour moitié d'entre eux à titre libéral, pour moitié d'entre eux à titre salarié, public ou privé.

Les assesseurs infirmiers sont élus, en même temps qu'un suppléant pour chacun d'eux, respectivement par les infirmiers et infirmières exerçant à titre libéral, les infirmiers et infirmières salariés, les infirmiers et infirmières de

secteur psychiatrique. Ils sont élus au scrutin majoritaire à un tour pour une durée de quatre ans.

Seuls peuvent être élus comme assesseurs les infirmiers et infirmières de nationalité française qui exercent la profession régulièrement depuis trois ans au moins et qui n'ont pas fait l'objet d'une sanction disciplinaire ou d'une mesure d'interdiction prononcée par une juridiction pénale.

L'inspecteur régional de la santé est obligatoirement consulté ou entendu par la commission régionale de discipline.

Lorsque la poursuite est relative à l'exécution de soins ou de prescription médicale, l'avis technique du conseil régional de l'ordre des médecins est obligatoirement demandé par la commission régionale de discipline.

Art. L. 482-3. (*L. n° 80-527 du* 12 *juill.* 1980) La commission régionale de discipline peut être saisie par le ministre chargé de la santé, par le procureur de la République, par le préfet, par le conseil départemental de l'ordre de l'une des professions médicales, par l'autorité administrative investie du pouvoir de nomination ou par un groupement professionnel régulièrement constitué d'infirmiers ou d'infirmières.

Toutefois, lorsque l'infirmier ou l'infirmière poursuivi est un infirmier ou une infirmière du secteur public qui lui est déféré en cette qualité, la commission ne peut être saisie que par le ministre chargé de la santé, l'autorité administrative investie du pouvoir de nomination, le procureur de la République ou le préfet.

Art. L. 482-4. (*L. n° 80-527 du* 12 *juill.* 1980) En cas d'urgence, le président de la commission régionale de discipline peut, à la demande du ministre chargé de la santé, du procureur de la République ou du préfet, prononcer à titre provisoire, jusqu'à la conclusion de l'instance disciplinaire devant la commission, l'interdiction d'exercice de la profession. Lorsqu'une telle décision est prise, la commission régionale de discipline statue dans un délai maximum de trois mois à compter de l'acte prononçant l'interdiction.

Art. L. 482-5. (*L. n° 80-527 du* 12 *juill.* 1980) Appel des décisions de la commission régionale de discipline peut être porté devant la commission nationale de discipline. Peuvent former appel la personne qui a été l'objet d'une sanction ainsi que les personnes qui avaient qualité pour saisir la commission régionale de discipline.

La commission nationale comprend un conseiller d'Etat, président, désigné par le vice-président du Conseil d'Etat, et quatre assesseurs infirmiers ou infirmières élus en même temps qu'un suppléant pour chacun d'eux, par les infirmiers et infirmières membres de la commission compétente du conseil supérieur des professions paramédicales.

Un médecin membre de l'inspection générale des affaires sociales est obligatoirement consulté ou entendu par la commission nationale de discipline.

Lorsque la poursuite est relative à l'exécution de soins ou de prescription médicale, l'avis technique du conseil national de l'ordre des médecins est obligatoirement demandé par la commission nationale de discipline.

Les membres de la commission sont désignés pour quatre ans.

Les décisions de la commission nationale de discipline peuvent faire l'objet d'un recours en cassation devant le Conseil d'Etat.

Art. L. 482-6. (*L. nº* 80-527 *du* 12 *juill.* 1980) L'infirmier ou l'infirmière poursuivi peut se faire assister devant la commission régionale et la commission nationale par un avocat, un médecin ou un infirmier ou une infirmière inscrits et en situation légale d'exercice.

Art. L. 482-7. (*L. nº* 80-527 *du* 12 *juill.* 1980) La commission régionale et la commission nationale peuvent prononcer les sanctions suivantes :

1º L'avertissement ;

2º Le blâme ;

3º L'interdiction temporaire d'exercer la profession ;

4º L'interdiction définitive d'exercer la profession.

L'interdiction temporaire entraîne pendant sa durée la privation du droit d'élire les membres de la commission de discipline.

Lorsque l'infirmier ou l'infirmière est frappé d'interdiction de dispenser des soins aux assurés sociaux en application de l'article L. 406 du code de la sécurité sociale, la commission régionale et la commission nationale de discipline peuvent décider que la peine d'interdiction temporaire prononcée par elles sera exécutée, en tout ou partie, concomitamment avec cette autre peine.

V. à propos du refus de sanctionner professionnellement une infirmière pour cotations frauduleuses d'actes accomplis par une infirmière, Cons. d'Et. 8 janv. 1982, *Caisse primaire centrale d'assurance-maladie de la région parisienne*, Req. nº 19246 et Req. nº 19247 (décision de la Section des assurances sociales du Conseil national de l'ordre).

Art. L. 482-8. (*L. nº* 80-527 *du* 12 *juill.* 1980) Un décret en Conseil d'Etat détermine la procédure applicable en matière disciplinaire.

Art. L. 482-9. (*L. nº* 80-527 *du* 12 *juill.* 1980) L'infirmier ou l'infirmière qui a fait l'objet d'une mesure d'interdiction définitive peut être, sur sa demande, relevé de cette interdiction par la commission nationale après un délai de cinq années au moins à compter de la décision définitive. En cas de rejet, il ne peut être formé de nouvelle demande qu'après un délai de cinq ans.

Art. L. 482-10. (*L. nº* 80-527 *du* 12 *juill.* 1980) Lorsqu'un infirmier ou une infirmière est atteint d'une infirmité ou se trouve dans un état pathologique qui rend dangereuse la poursuite de l'exercice de la profession, le tribunal de grande instance, après avis de la commission régionale de discipline, prononce la suspension du droit d'exercer cette profession. Il prescrit en même temps les mesures de publicité qu'il juge utiles.

Le tribunal de grande instance est saisi par le ministre chargé de la santé, par le procureur de la République, par l'inspecteur régional de la santé ou par le préfet. — *V. art.* L. 478-3.

Art. L. 482-11. (*L. nº* 80-527 *du* 12 *juill.* 1980) Le tribunal de grande instance peut, à tout moment, et après avis de la commission régionale de discipline, mettre fin à une mesure ordonnée en application de l'article L. 482-10.

Art. L. 482-12. (*L. nº* 80-527 *du* 12 *juill.* 1980) En cas d'urgence et après avis de l'inspecteur départemental de la santé, le préfet peut prononcer la suspension d'un infirmier ou d'une infirmière atteint d'une infirmité ou se trouvant dans un état pathologique qui rend dangereux l'exercice de la profession. Il en informe sans délai la commission régionale de discipline qui formule un avis.

La durée de cette suspension ne peut dépasser un mois, et ne peut être renouvelée qu'une seule fois.

Art. L. 482-13. (*L. nº* 80-527 *du* 12 *juill.* 1980) La suspension du droit d'exercer prononcée en application de l'article L. 482-12 ne saurait avoir pour effet de priver l'infirmier ou l'infirmière salarié de sa rémunération jusqu'au prononcé de la décision définitive.

Art. L. 483. (*L. nº* 80-527 *du* 12 *juill.* 1980) L'interdiction temporaire ou définitive d'exercer la profession d'infirmière ou d'infirmier peut être prononcée par les cours ou tribunaux accessoirement à toute peine soit criminelle, soit correctionnelle, à l'exception toutefois, dans ce dernier cas, des peines ne comportant qu'une amende.

Les personnes contre lesquelles a été prononcée l'interdiction temporaire ou définitive d'exercer tombent sous le coup des peines prévues au premier alinéa de l'article L. 483-1 ci-dessous lorsqu'elles continuent à exercer leur profession.

1. L'infirmier qui continue à exercer la profession après une mesure de suspension commet un délit. Trib. corr. Toulouse, 11 janv. 1960, J. C. P. 1960.II.11591, note R. Savatier.

2. Sur l'interdiction temporaire ou définitive de donner des soins aux bénéficiaires de l'assurance maladie en cas de méconnaissance de la convention nationale, V. Cons. d'Et. 20 févr. 1976, précité.

Art. L. 483-1. (*L. nº* 80-527 *du* 12 *juill.* 1980) L'exercice illégal de la profession d'infirmier ou d'infirmière est passible d'une amende de 3 000 F à 20 000 F et, en cas de récidive, d'une amende de 10 000 F à 30 000 F, une peine d'emprisonnement de quinze jours à cinq mois pouvant en outre être prononcée dans ce cas.

L'usage du titre d'infirmier ou d'infirmière par des personnes qui n'en sont pas régulièrement investies et le port illégal de l'insigne sont punis des peines prévues à l'article 259 du code pénal.

Art. L. 484. (*L. nº* 80-527 *du* 12 *juill.* 1980) Les groupements professionnels régulièrement constitués d'infirmiers ou d'infirmières sont habilités à exercer des poursuites devant la juridiction pénale en raison d'infractions relatives à l'exercice de la profession d'infirmier ou d'infirmière, sans préjudice de la faculté de se porter partie civile dans toute poursuite intentée par le ministère public.

Sur la possibilité de prévoir, dans la convention nationale passée avec les caisses d'assurance maladie, que les représentants à la commission paritaire départementale seront désignés parmi les organisations syndicales les plus représentatives ayant adhéré à la convention ou ayant conclu un accord avec les parties signataires, V. Cons. d'Et. 20 févr. 1976, précité. — Sur la notion d'organisation représentative et sur l'absence d'atteinte à la liberté syndicale (même arrêt).

Art. L. 485. Des décrets pris sur le rapport du ou des ministres intéressés déterminent les mesures propres à assurer l'application des dispositions du présent titre.

1. Les dispositions du décret du 12 mai 1981 qui inclut parmi les soins relevant du rôle de l'infirmier le maintien de la liberté des voies aériennes respiratoires n'ont pas eu pour objet ni pour effet d'autoriser les infirmiers et les infirmières à pratiquer des actes de massage et de gymnastique médicale. — Cons. d'Et. 19 mai 1983, *Syndicat nat. des masseurs-kinésithérapeutes rééducateurs, Rec.*, tables, p. 845.

2. Sur l'annulation du décret n° 81-539 du 12 mai 1981 relatif à l'exercice de la profession d'infirmier, V. Cons. d'Et. 14 mai 1984, *Syndicat nat. des médecins biologistes, Inf. pharm.* 1984.255, obs. G. V.

Art. L. 486. (*L. n°* 71-1112 *du* 31 *déc.* 1971) Les dispositions des articles L. 473 à L. 485 du Code de la santé publique sont applicables aux départements d'outre-mer à dater du 30 mars 1960 (*L. n°* 80-527 *du* 12 *juill.* 1980, *art.* 10-I) « sans préjudice des dispositions particulières édictées pour le département de Saint-Pierre-et-Miquelon par l'ordonnance n° 77-1102 du 26 septembre 1977 portant extension et adaptation à ce département de diverses dispositions relatives aux affaires sociales ».

Par dérogation aux dispositions de l'alinéa 1er ci-dessus, sont autorisées à exercer définitivement la profession d'infirmier ou d'infirmière les personnes qui, au 30 mars 1960, justifiaient de l'exercice continu de la profession depuis trois ans au moins dans l'un des départements de la Guadeloupe, de la Guyane, de la Martinique et de La Réunion et ont subi avec succès les épreuves d'un examen de compétence dont les modalités sont fixées par arrêté du ministre de la santé publique et de la population (*L. n°* 80-527 *du* 12 *juill.* 1980, *art.* 10-II) « ainsi que les personnes remplissant les conditions prévues à l'article 2 (alinéa 1er) de la loi n° 71-1112 du 31 décembre 1971 ».
— *Dispositions transitoires : V. L.* 31 *déc.* 1971, *art.* 2 (D. et B. L. D. 1972.32).

L'accès à la profession étant entièrement libre à la Guadeloupe à la date d'entrée en vigueur de la Constitution, le décret du 25 mars 1960 qui met fin au régime de liberté est contraire aux dispositions de la Constitution relatives au libre accès des citoyens à une activité professionnelle. Cons. d'Et. 22 juin 1963, *Syndicat du personnel soignant de la Guadeloupe et Dame Delacour, Rec.* p. 386.

Nouveau décret relatif aux règles professionnelles des infirmiers et infirmières

MINISTÈRE DE LA SANTÉ ET DE L'ACTION HUMANITAIRE

Décret n° 93-221 du 16 février 1993 relatif aux règles professionnelles des infirmiers et infirmières.

Le Premier ministre,

Sur le rapport du garde des sceaux, ministre de la Justice, du ministre des Affaires sociales et de l'intégration et du ministre de la Santé et de l'action humanitaire,
Vu le code de la santé publique, notamment ses articles L. 478 et L. 482 ;
Vu le code de la Sécurité sociale, notamment ses articles L. 162-12-1 et L. 162-12-2 ;
Vu le code pénal ;
Vu la loi n° 90-602 du 12 juillet 1990 relative à la protection des personnes contre les discriminations en raison de leur état de santé ou de leur handicap ;
Vu le décret n° 79-949 du 9 novembre 1979 portant règlement d'administration publique pour l'application à la profession d'infirmier ou d'infirmière de la loi n° 66-879 du 29 novembre 1966 relative aux sociétés civiles professionnelles ;
Vu le décret n° 84-689 du 17 juillet 1984 modifié relatif aux actes professionnels et à l'exercice de la profession d'infirmier ;
Vu le décret n° 92-741 du 29 juillet 1992 relatif à l'exercice en commun des professions paramédicales sous forme de société d'exercice libéral ;
Vu les avis de la commission des infirmiers du Conseil supérieur des professions paramédicales en date des 27 mars et 23 avril 1992 ;
Le Conseil d'Etat (section sociale) entendu,

Décrète :

Art. 1er. — Les dispositions du présent décret s'imposent à toute personne exerçant la profession d'infirmier ou d'infirmière telle qu'elle est définie à l'article L. 473 du code de la santé publique, et quel que soit le mode d'exercice de cette profession.

TITRE Ier

Dispositions communes à tous les modes d'exercice

Chapitre Ier

Devoirs généraux

Art. 2. — L'infirmier ou l'infirmière exerce sa profession dans le respect de la vie et de la personne humaine. Il respecte la dignité et l'intimité du patient et de la famille.

Art. 3. — L'infirmier ou l'infirmière n'accomplit que les actes professionnels qui relèvent de sa compétence en vertu du décret pris en application des articles L. 372, L. 473 et L. 761-11 du code de la santé publique.

Art. 4. — Le secret professionnel s'impose à tout infirmier ou infirmière et à tout étudiant infirmier dans les conditions établies par la loi.
Le secret couvre non seulement ce qui lui a été confié, mais aussi ce qu'il a vu, lu, entendu, constaté ou compris.
L'infirmier ou l'infirmière instruit ses collaborateurs de leurs obligations en matière de secret professionnel et veille à ce qu'ils s'y conforment.

Art. 5. — L'infirmier ou l'infirmière doit, sur le lieu de son exercice, veiller à préserver autant qu'il lui est possible la confidentialité des soins dispensés.

Art. 6. — L'infirmier ou l'infirmière est tenu de porter assistance aux malades ou blessés en péril.

Art. 7. — Lorsqu'un infirmier ou une infirmière discerne dans l'exercice de sa profession qu'un mineur est victime de sévices ou de privations, il doit mettre en œuvre les moyens les plus adéquats pour le protéger, en n'hésitant pas, si cela est nécessaire, à alerter les autorités médicales ou administratives compétentes lorsqu'il s'agit d'un mineur de quinze ans.

Art. 8. — L'infirmier ou l'infirmière doit respecter le droit du patient de s'adresser au professionnel de santé de son choix.

Art. 9. — L'infirmier ou l'infirmière ne peut aliéner son indépendance professionnelle sous quelque forme que ce soit. Il ne peut notamment accepter une rétribution basée sur des obligations de rendement qui auraient pour conséquence une restriction ou un abandon de cette indépendance.

Art. 10. — Pour garantir la qualité des soins qu'il dispense et la sécurité du patient, l'infirmier ou l'infirmière a le devoir d'actualiser et de perfectionner ses connaissances professionnelles. Il a également le devoir de ne pas utiliser des techniques nouvelles de soins infirmiers qui feraient courir au patient un risque injustifié.

Art. 11. — L'infirmier ou l'infirmière respecte et fait respecter les règles d'hygiène dans l'administration des soins, dans l'utilisation des matériels et dans la tenue des locaux. Il s'assure de la bonne élimination des déchets solides et liquides qui résultent de ses actes professionnels.

Art. 12. — Les infirmiers et infirmières doivent entretenir entre eux des rapports de bonne confraternité. Il leur est interdit de calomnier un autre professionnel de la santé, de médire de lui ou de se faire écho de propos susceptibles de lui nuire dans l'exercice de sa profession. Un infirmier ou une infirmière en conflit avec un confrère doit rechercher la conciliation.

Art. 13. — Le mode d'exercice de l'infirmier ou de l'infirmière est salarié ou libéral. Il peut également être mixte.

Art. 14. — L'infirmier ou l'infirmière est personnellement responsable des actes professionnels qu'il est habilité à effectuer.
Dans le cadre de son rôle propre, l'infirmier ou l'infirmière est également responsable des actes qu'il assure avec la collaboration des aides-soignantes et des auxiliaires de puériculture qu'il encadre.

Art. 15. — L'infirmier ou l'infirmière doit prendre toutes précautions en son pouvoir pour éviter que des personnes non autorisées puissent avoir accès aux médicaments et produits qu'il est appelé à utiliser dans le cadre de son exercice.

Art. 16. — L'infirmier ou l'infirmière a le devoir d'établir correctement les documents qui sont nécessaires aux patients. Il lui est interdit d'en faire ou d'en favoriser une utilisation frauduleuse, ainsi que d'établir des documents de complaisance.

Art. 17. — L'infirmier ou l'infirmière ne doit pas user de sa situation professionnelle pour tenter d'obtenir pour lui-même ou pour autrui un avantage ou un profit injustifié ou pour commettre un acte contraire à la probité.
Sont interdits tout acte de nature à procurer à un patient un avantage matériel injustifié ou illicite, toute ristourne en argent ou en nature faite à un patient.
Il est également interdit à un infirmier ou une infirmière d'accepter une commission pour un acte infirmier quelconque ou pour l'utilisation de matériels ou de technologies nouvelles.

Art. 18. — Il est interdit à un infirmier ou une infirmière de se livrer ou de participer à des fins lucratives à toute distribution de médicaments et d'appareils ou de produits ayant un rapport avec son activité professionnelle.

Art. 19. — L'infirmier ou l'infirmière ne doit pas proposer au patient ou à son entourage, comme salutaire ou sans danger, un remède ou un procédé illusoire ou insuffisamment éprouvé. Il ne doit pas diffuser dans les milieux professionnels ou médicaux une technique ou un procédé nouveau de soins infirmiers insuffisamment éprouvés sans accompagner cette diffusion des réserves qui s'imposent.

Art. 20. — L'infirmier ou l'infirmière ne peut exercer en dehors d'activités de soins, de prévention, d'éducation de la santé, de formation ou de recherche, une autre activité lui permettant de tirer profit des compétences qui lui sont reconnues par la réglementation.
Il ne peut exercer une autre activité professionnelle que si un tel cumul est compatible avec la dignité et la qualité qu'exige son exercice professionnel et n'est pas exclu par la réglementation en vigueur.

Art. 21. — Est interdite à l'infirmier ou à l'infirmière toute forme de compérage, notamment avec des personnes exerçant une profession médicale ou paramédicale, des pharmaciens ou des directeurs de laboratoires d'analyses de biologie médicale, des établissements de fabrication ou de vente de remèdes, d'appareils, de matériels ou de produits nécessaires à l'exercice de sa profession ainsi qu'avec tout établissement de soins, médico-social ou social.

Art. 22. — L'infirmier ou l'infirmière auquel une autorité qualifiée fait appel soit pour collaborer à un dispositif de secours mis en place pour répondre à une situation d'urgence, soit en cas de sinistre ou de calamité, doit répondre à cet appel et apporter son concours.

Art. 23. — L'infirmier ou l'infirmière peut exercer sa profession dans un local aménagé par une entreprise ou un établissement pour les soins dispensés à son personnel.

Art. 24. — Dans le cas où il est interrogé à l'occasion d'une procédure disciplinaire suivie devant la commission de discipline mentionnée à l'article L. 482-1 du code de la santé publique, l'infirmier ou l'infirmière est tenu, dans la mesure compatible avec le respect du secret professionnel, de révéler les faits utiles à l'instruction parvenus à sa connaissance.

Chapitre II

Devoirs envers les patients

Art. 25. — L'infirmier ou l'infirmière doit dispenser ses soins à toute personne avec la même conscience quels que soient les sentiments qu'il peut éprouver à son égard et quels que soient l'origine de cette personne, son sexe, son âge, son appartenance ou non-appartenance à une ethnie, à une nation ou à une religion déterminée, ses mœurs, sa situation de famille, sa maladie ou son handicap et sa réputation.

Art. 26. — L'infirmier ou l'infirmière agit en toute circonstance dans l'intérêt du patient.

Art. 27. — Lorsqu'il participe à des recherches biomédicales, l'infirmier ou l'infirmière doit le faire dans le respect des dispositions du livre II *bis* du code de la santé publique.

Art. 28. — L'infirmier ou l'infirmière peut établir pour chaque patient un dossier de soins infirmiers contenant tous les éléments relatifs à son propre rôle et permettant le suivi du patient.
L'infirmier ou l'infirmière, quel que soit son mode d'exercice, doit veiller à la protection contre toute indiscrétion de ses fiches de soins et des documents qu'il peut détenir concernant les patients qu'il prend en charge. Lorsqu'il a recours à des procédés informatiques, quel que soit le moyen de stockage des données, il doit prendre toutes les mesures qui sont de son ressort pour en assurer la protection, notamment au regard des règles du secret professionnel.

Art. 29. — L'infirmier ou l'infirmière applique et respecte la prescription médicale écrite, datée et signée par le médecin prescripteur, ainsi que les protocoles thérapeutiques et de soins d'urgence que celui-ci a déterminés.
Il vérifie et respecte la date de péremption et le mode d'emploi des produits ou matériels qu'il utilise.
Il doit demander au médecin prescripteur un complément d'information chaque fois qu'il le juge utile, notamment s'il estime être suffisamment éclairé.
L'infirmier ou l'infirmière communique au médecin prescripteur toute information en sa possession susceptible de concourir à l'établissement du diagnostic ou de permettre une meilleure adaptation du traitement en fonction de l'état de santé du patient et de son évolution.
Chaque fois qu'il l'estime indispensable, l'infirmier ou l'infirmière demande au médecin prescripteur d'établir un protocole thérapeutique et de soins d'urgence écrit, daté et signé.
En cas de mise en œuvre d'un protocole écrit de soins d'urgence ou d'actes conservatoires accomplis jusqu'à l'intervention d'un médecin, l'infirmier ou l'infirmière remet à ce dernier un compte rendu écrit, daté et signé.

Art. 30. — Dès lors qu'il a accepté d'effectuer des soins, l'infirmier ou l'infirmière est tenu d'en assurer la continuité, sous réserve des dispositions de l'article 41 ci-après.

Art. 31. — L'infirmier ou l'infirmière chargé d'un rôle de coordination et d'encadrement veille à la bonne exécution des actes accomplis par les infirmiers, aides-soignants, auxiliaires de puériculture et par les étudiants infirmiers placés sous sa responsabilité.

Art. 32. — L'infirmier ou l'infirmière informe le patient ou son représentant légal, à leur demande, et de façon adaptée, intelligible et loyale, des moyens ou des techniques mis en œuvre. Il en est de même des soins à propos desquels il donne tous les conseils utiles à leur bon déroulement.

TITRE II

Règles applicables aux infirmiers ou infirmières d'exercice libéral

Chapitre Ier

Devoirs généraux

Art. 33. — L'infirmier ou l'infirmière doit disposer, au lieu de son exercice professionnel, d'une installation adaptée et de moyens techniques suffisants pour assurer l'accueil, la bonne exécution des soins et la sécurité des patients.

Art. 34. — L'infirmier ou l'infirmière ne doit avoir qu'un seul lieu d'exercice professionnel. Toutefois, par dérogation à cette règle, il peut avoir un lieu d'exercice secondaire dès lors que les besoins de la population, attestés par le préfet du département, le justifient. L'autorisation d'exercer dans un lieu secondaire est donnée par le préfet, à titre personnel et non cessible. Elle est retirée par le préfet lorsque les besoins de la population ne le justifient plus, notamment en raison de l'installation d'un autre infirmier.
Les dispositions du présent article ne font pas obstacle à l'application par les sociétés civiles professionnelles d'infirmiers et leurs membres de l'article 51 du décret du 9 novembre 1979 susvisé.

Art. 35. — Toute association ou société entre des infirmiers ou infirmières doit faire l'objet d'un contrat écrit qui respecte l'indépendance professionnelle de chacun d'eux.

Art. 36. — L'exercice forain de la profession d'infirmier ou d'infirmière est interdit.

Art. 37. — La profession d'infirmier ou d'infirmière ne doit pas être pratiquée comme un commerce. Tous les procédés directs ou indirects de réclame ou publicité sont interdits aux infirmiers ou infirmières.
L'infirmier ou l'infirmière ne peut faire figurer sur sa plaque professionnelle, sur ses imprimés professionnels, des annuaires téléphoniques ou professionnels ou sur des annonces que ses nom, prénoms, titres, diplômes et, le cas échéant, lieu de délivrance, certificats ou attestations reconnus par le ministre chargé de la santé, adresse et téléphone professionnels et horaires d'activité.
La plaque professionnelle ne doit pas avoir de dimensions supérieures à 25 cm × 30 cm. L'infirmier ou l'infirmière qui s'installe, qui change d'adresse, qui se fait remplacer ou qui souhaite faire connaître des horaires de permanence peut procéder à deux insertions consécutives dans la presse.

Art. 38. — Il est interdit à un infirmier ou à une infirmière d'exercer sa profession dans un local commercial et dans tout local où sont mis en vente des médicaments, ou des appareils ou produits ayant un rapport avec son activité professionnelle.

Art. 39. — Il est interdit à un infirmier ou à une infirmière qui remplit un mandat électif ou une fonction administrative d'en user pour accroître sa clientèle.

Chapitre II

Devoirs envers les patients

Art. 40. — L'infirmier ou l'infirmière informe le patient du tarif des actes d'infirmier effectués au cours du traitement ainsi que de sa situation au regard de la convention nationale des infirmiers prévue à l'article L. 162-12-2 du code de la sécurité sociale. Il affiche également ces informations dans son lieu d'exercice et de façon aisément visible.
Il est tenu de fournir les explications qui lui sont demandées par le patient ou par ses proches sur sa note d'honoraires ou sur le coût des actes infirmiers dispensés au cours du traitement.
Les honoraires de l'infirmier ou de l'infirmière non conventionné doivent être fixés avec tact et mesure.
Sont interdits toute fixation de forfait d'honoraires ainsi que toute fraude, abus de cotation ou indication inexacte portant sur les actes effectués.
L'infirmier ou l'infirmière est toutefois libre de dispenser ses soins gratuitement.

Art. 41. — Si l'infirmier ou l'infirmière décide, sous réserve de ne pas nuire à un patient, de ne pas effectuer des soins, ou se trouve dans l'obligation de les interrompre, il doit en expliquer

les raisons à ce patient et, à la demande de ce dernier ou de ses proches, lui remettre la liste départementale des infirmiers mentionnée à l'article L. 482 du code de la santé publique. Dans ce cas, ou si le patient choisit spontanément de s'adresser à un autre infirmier ou à une autre infirmière, l'infirmier ou l'infirmière remet au médecin prescripteur les indications nécessaires à la continuité des soins.
Le cas échéant, il transmet au médecin désigné par le patient ou par ses proches et avec leur accord explicite la fiche de synthèse du dossier de soins infirmiers.

Chapitre III

Devoirs envers les confrères

Art. 42. — Tous procédés de concurrence déloyale et notamment tout détournement de clientèle sont interdits à l'infirmier ou à l'infirmière.
L'infirmier ou l'infirmière ne peut abaisser ses honoraires dans un intérêt de concurrence.

Art. 43. — Le remplacement d'un infirmier ou d'une infirmière est possible pour une durée correspondant à l'indisponibilité de l'infirmier remplacé. Toutefois, un infirmier ou une infirmière interdit d'exercice par décision disciplinaire ne peut se faire remplacer pendant la durée de la sanction.
Au-delà d'une durée de vingt-quatre heures, ou en cas de remplacement d'une durée inférieure à vingt-quatre heures mais répété, un contrat de remplacement doit être établi entre les deux parties.
Un infirmier ou une infirmière d'exercice libéral peut se faire remplacer soit par un confrère d'exercice libéral, soit par un infirmier ou une infirmière n'ayant pas de lieu de résidence professionnelle. Dans ce dernier cas, le remplaçant doit être titulaire d'une autorisation de remplacement délivrée par le préfet du département de son domicile et dont la durée maximale est d'un an, renouvelable.
L'infirmier remplaçant ne peut remplacer plus de deux infirmiers à la fois, y compris dans une association d'infirmier ou un cabinet de groupe.
Lorsque l'infirmier ou l'infirmière remplacé exerce dans le cadre d'une société civile professionnelle ou d'une société d'exercice libéral, il doit en informer celle-ci.
Durant la période de remplacement, l'infirmier ou l'infirmière remplacé doit s'abstenir de toute activité professionnelle infirmière, sous réserve des dispositions des articles 6 et 22 ci-dessus.
L'infirmier ou l'infirmière remplacé doit informer les organismes d'assurance maladie en leur indiquant le nom du remplaçant ainsi que la durée et les dates de son remplacement. Dans le cas où le remplaçant n'a pas de lieu de résidence professionnelle, l'infirmier ou l'infirmière remplacé indique également le numéro et la date de délivrance de l'autorisation préfectorale mentionnée au troisième alinéa ci-dessus.
L'infirmier ou l'infirmière remplaçant qui n'a pas de lieu de résidence professionnelle exerce au lieu d'exercice professionnel de l'infirmier ou de l'infirmière remplacé et sous sa propre responsabilité.
L'infirmier ou l'infirmière d'exercice libéral remplaçant peut, si l'infirmier ou l'infirmière remplacé en est d'accord, recevoir les patients dans son propre cabinet.
Lorsqu'il a terminé sa mission et assuré la continuité des soins, l'infirmier ou l'infirmière remplaçant abandonne l'ensemble de ses activités de remplacement auprès de la clientèle de l'infirmier ou de l'infirmière remplacé.
Un infirmier ou une infirmière qui a remplacé un autre infirmier ou une autre infirmière pendant une période totale supérieure à trois mois ne doit pas, pendant une période de deux ans, s'installer dans un cabinet où il pourrait rentrer en concurrence directe avec l'infirmier ou l'infirmière remplacé, et éventuellement avec les infirmiers ou les infirmières exerçant en association avec celui-ci, à moins que le contrat de remplacement n'en dispose autrement.

Art. 44. — L'infirmier ou l'infirmière ne peut, dans l'exercice de sa profession, employer comme salarié un autre infirmier, un aide-soignant, une auxiliaire de puériculture ou un étudiant infirmier.

TITRE III

Règles applicables aux infirmiers et infirmières salariés

Art. 45. — Le fait pour un infirmier ou une infirmière d'être lié dans son exercice professionnel par un contrat ou un statut à un employeur privé, une administration, une collectivité ou tout autre organisme public ou privé n'enlève rien à ses devoirs professionnels.
L'exercice habituel de la profession d'infirmier sous quelque forme que ce soit au sein d'une entreprise, d'une collectivité ou d'une institution ressortissant du droit privé doit, dans tous les cas, faire l'objet d'un contrat écrit.

TITRE IV

Dispositions diverses et transitoires

Art. 46. — Tout manquement aux règles professionnelles est susceptible d'entraîner des poursuites devant la commission de discipline des infirmiers instituée par l'article L. 482-1 du code de la santé publique.

MINISTÈRE DE LA SANTÉ ET DE L'ACTION HUMANITAIRE

Décret n° 93-345 du 15 mars 1993 relatif aux actes professionnels et à l'exercice de la profession d'infirmier.

Le Premier ministre,
Sur le rapport du ministre de la Santé et de l'action humanitaire,
Vu le code de la santé publique, notamment les articles L. 372 et L. 473, L. 510-10 et L. 761-11 ;
Vu le décret n° 81-539 du 12 mai 1981 modifié relatif à l'exercice de la profession d'infirmier ;
Vu le décret n° 91-1281 du 17 décembre 1991 modifiant le décret n° 88-903 du 30 août 1988 créant un certificat d'aptitude aux fonctions d'infirmier spécialisé en anesthésie-réanimation ;
Vu le décret n° 92-48 du 13 janvier 1992 modifiant le décret n° 71-388 du 21 mai 1971 portant création d'un certificat d'aptitude aux fonctions d'infirmier de salle d'opération ;
Vu le décret n° 93-221 du 16 février 1993 relatif aux règles professionnelles des infirmiers et des infirmières ;
Vu l'avis de la commission des infirmiers du Conseil supérieur des professions paramédicales en date du 22 décembre 1992 ;
Vu l'avis de l'Académie nationale de médecine en date du 2 mars 1993 ;
Le Conseil d'Etat (section sociale), entendu,

Décrète :

Art. 1er. — Les soins infirmiers, préventifs, curatifs ou palliatifs sont de nature technique, relationnelle et éducative. Leur réalisation tient compte de l'évolution des sciences et des techniques. Ils ont pour objet, dans le respect des règles professionnelles des infirmiers et infirmières, incluant notamment le secret professionnel :
— de protéger, maintenir, restaurer et promouvoir la santé des personnes ou l'autonomie de leurs fonctions vitales, physiques et psychiques, en tenant compte de la personnalité de chacune d'elles, dans ses composantes psychologique, sociale, économique et culturelle ;
— de prévenir et évaluer la souffrance et la détresse des personnes et de participer à leur soulagement ;
— de concourir au recueil des informations et aux méthodes qui seront utilisées par le médecin pour établir son diagnostic ;
— de participer à l'évaluation du degré de dépendance des personnes ;
— d'appliquer les prescriptions médicales et les protocoles établis par le médecin ;
— de participer à la surveillance clinique des patients et à la mise en œuvre des thérapeutiques ;
— de favoriser le maintien, l'insertion ou la réinsertion des personnes dans leur cadre de vie familial et social ;
— d'accompagner les patients en fin de vie et, en tant que de besoin, leur entourage.

Art. 2. — Relèvent du rôle propre de l'infirmier les soins infirmiers liés aux fonctions d'entretien et de continuité de la vie et visant à compenser partiellement ou totalement un manque ou une diminution d'autonomie d'une personne ou d'un groupe de personnes.

Dans ce cadre, l'infirmier a compétence pour prendre les initiatives qu'il juge nécessaires et accomplir les soins indispensables conformément aux dispositions de l'article 3 ci-après. Il identifie les besoins du patient, pose un diagnostic infirmier, formule des objectifs de soins, met en œuvre les actions appropriées et les évalue. Il peut élaborer des protocoles de soins infirmiers relevant de son initiative. Il est responsable de l'élaboration, de l'utilisation et de la gestion du dossier de soins infirmiers.

Lorsque ces soins sont dispensés dans un établissement ou un service à domicile, à caractère sanitaire, social ou médico-social, l'infirmier peut, sous sa responsabilité, les assurer avec la collaboration d'aides-soignants ou d'auxiliaires de puériculture qu'il encadre et dans la limite de la compétence reconnue à ces derniers du fait de leur formation.

Art. 3. — Dans le cadre de son rôle propre, l'infirmier accomplit les actes ou dispense les soins infirmiers suivants, visant notamment à assurer le confort du patient et comprenant, en tant que de besoin, son éducation et celle de son entourage :
— soins d'hygiène corporelle et de propreté ;
— surveillance de l'hygiène et de l'équilibre alimentaires ;
— vérification de la prise des médicaments et surveillance de leurs effets ;
— changement de sonde d'alimentation gastrique ou de sonde vésicale ;
— administration de l'alimentation par sonde gastrique, sous réserve des dispositions prévues à l'article 4 ci-après ;
— soins et surveillance des patients en assistance nutritive entérale ou parentérale ;
— surveillance de l'élimination intestinale et urinaire ;
— soins et surveillance des patients sous dialyse rénale ou péritonéale ;
— soins et surveillance des patients placés en milieu stérile ;
— soins et surveillance des nouveau-nés placés en incubateur, sous réserve des dispositions prévues à l'article 4 ci-après ;
— installation du patient dans une position en rapport avec sa pathologie ou son handicap ;
— lever du patient et aide à la marche ne faisant pas appel aux techniques de rééducation ;
— préparation et surveillance du repos et du sommeil ;
— prévention non médicamenteuse des thromboses veineuses ;
— maintien de la liberté des voies aériennes supérieures, aspiration des sécrétions d'un patient qu'il soit ou non intubé ou trachéotomisé, sous réserve des dispositions prévues à l'article 7 ci-après ;
— ventilation manuelle instrumentale par masque ;
— administration en aérosols de produits non médicamenteux ;
— appréciation des principaux paramètres servant à la surveillance de l'état de santé des patients : température, pulsations, pression artérielle, rythme respiratoire, volume de la diurèse, poids, mensurations, réflexes pupillaires, réflexes de défense cutanée, observation des manifestations de l'état de conscience ;
— renouvellement du matériel de pansement non médicamenteux ;
— réalisation et surveillance des pansements et des bandages autres que ceux visés à l'article 4 ci-après ;
— prévention et soins d'escarres ;
— préparation du patient en vue d'une intervention, notamment soins cutanés préopératoires ;
— recherche des signes de complications pouvant survenir chez un patient porteur d'un plâtre ou d'une autre immobilisation ;
— soins de bouche avec application de produits non médicamenteux ;
— surveillance des scarifications, injections et perfusions visées aux articles 4 et 5 ci-après ;
— surveillance des cathéters courts : veineux, artériels ou épicrâniens ;
— surveillance des cathéters ombilicaux ;
— surveillance des patients ayant fait l'objet de ponction à visée diagnostique ou thérapeutique ;
— pose d'un timbre à la tuberculine et lecture ;
— détection des parasitoses externes et soins aux personnes atteintes de celles-ci ;
— recueil des données biologiques obtenues par les techniques à lecture instantanée suivantes :
a) Urines : glycosurie, acétonurie, protéinurie, recherche de sang, potentiel en ions hydrogène (pH) ;

b) Sang : glycémie, acétonémie ;

— aide et soutien psychologique ;
— relation d'aide thérapeutique ;
— observation et surveillance des troubles du comportement ;
— entretien d'accueil et d'orientation ;
— organisation et animation d'activités à visée sociothérapique.

Art. 4. — L'infirmier est habilité à accomplir sur prescription médicale, qui, sauf urgence, doit être écrite, qualitative et quantitative, datée et signée, les actes ou soins infirmiers suivants :
— scarification, injections et perfusions autres que celles visées à l'article 5 ci-après ;
— scarifications et injections destinées aux vaccinations ;
— tests tuberculiniques autres que celui visé à l'article 3 ci-dessus ;
— mise en place et ablation d'un cathéter court ou d'une aiguille pour perfusion dans une veine superficielle des membres ou dans une veine épicrânienne ;
— surveillance de cathéters veineux centraux et de montages d'accès vasculaires implantables mis en place par un médecin ;
— injections, à l'exclusion de la première, et perfusions dans ces cathéters veineux centraux et ces montages :
a) De produits autres que ceux visés à l'article 5 ci-après ;
b) De produits ne contribuant pas aux techniques d'anesthésie générale ou loco-régionale mentionnées à l'article 7 ci-après.

Ces injections et perfusions font l'objet d'un compte rendu d'exécution écrit, daté et signé par l'infirmier et transcrit dans le dossier de soins infirmiers :
— administration des médicaments ;
— installation, surveillance et sortie du nouveau-né placé en incubateur ;
— installation et surveillance du nouveau-né sous photothérapie ;
— surveillance du régime alimentaire du nourrisson présentant des troubles nutritionnels ;
— renouvellement du matériel de pansement médicamenteux ;
— réalisation et surveillance de pansements spécifiques ;
— ablation du matériel de réparation cutanée ;
— surveillance et ablation des systèmes de drainage et de tamponnement ;
— pose de bandages de contention ;
— pose d'une sonde gastrique en vue de tubage, d'aspiration, de lavage d'estomac ou d'alimentation gastrique ;
— pose d'une sonde vésicale en vue de prélèvement d'urines, de lavage, d'instillation ou d'irrigation de la vessie sous réserve des dispositions prévues à l'article 6 ci-après ;
— instillation intra-urétrale ;
— pose de sonde thermique ;
— toilette périnéale ;
— injection vaginale ;
— pose d'une sonde rectale ;
— lavement, goutte-à-goutte rectal, extraction de fécalomes ;
— appareillage, irrigation et surveillance d'une plaie, d'une fistule ou d'une stomie ;
— soins et surveillance d'une plastie ;
— participation aux techniques de dilatation orificielle ou cicatricielle ;
— soins et surveillance d'ulcères cutanés chroniques ;
— soins et surveillance d'un patient intubé ou trachéotomisé, le premier changement de canule de trachéotomie étant effectué par un médecin ;
— participation à la correction de l'hypothermie et de l'hyperthermie ;
— administration en aérosols de produits médicamenteux ;
— soins de bouche avec application de produits médicamenteux et, en tant que de besoin, aide instrumentale ;
— pulvérisations médicamenteuses ;
— irrigation de l'œil et instillation de collyres ;
— lavage de sinus par l'intermédiaire de cathéters fixés par le médecin ;
— bain d'oreilles et instillations médicamenteuses ;
— bains médicamenteux ;
— enregistrement d'électro-cardiogrammes sous réserve des dispositions prévues à l'article 6 ci-après ;
— mesure de la pression veineuse centrale ;

— vérification du fonctionnement des appareils de ventilation artificielle ou de monitorage usuels, contrôle des différents paramètres et surveillance des patients placés sous ces appareils ;
— installation et surveillance des patients placés sous oxygénothérapie normobare et, en tant que de besoin, à l'intérieur d'un caisson hyperbare ;
— branchement, surveillance et débranchement d'une dialyse rénale, péritonéale ou d'un circuit plasmatique ;
— ablation de plâtre ou d'une autre immobilisation ;
— saignées ;
— prélèvements de sang veineux ou capillaire ;
— prélèvements non sanglants effectués au niveau des téguments, des phanères ou des muqueuses directement accessibles ;
— participation à la réalisation des tests à la sueur et recueil des sécrétions lacrymales ;
— recueil aseptique des urines ;
— transmission des indications techniques se rapportant aux prélèvements en vue d'analyses de biologie médicale ;
— soins et surveillance des patients lors des transports sanitaires programmés entre établissements de soins ;
— entretien individuel à visée psychothérapique ;
— participation au sein d'une équipe pluridisciplinaire aux techniques de médiation à visée psychothérapique.

Art. 5. — L'infirmier est habilité à accomplir sur prescription médicale écrite, qualitative et quantitative, datée et signée, les actes ou soins infirmiers suivants, à condition qu'un médecin puisse intervenir à tout moment :
— injections et perfusions de produits d'origine humaine nécessitant, préalablement à leur réalisation, un contrôle de compatibilité obligatoire effectué par l'infirmier ;
— prélèvement de sang artériel pour gazométrie ;
— utilisation d'un défibrillateur semi-automatique et surveillance du patient placé sous cet appareil ;
— enregistrement d'électro-encéphalogrammes, sous réserve des dispositions prévues à l'article 6 ci-après ;
— application d'un garrot pneumatique d'usage chirurgical ;
— soins et surveillance des patients opérés au décours d'intervention sous réserve des dispositions prévues à l'article 7 ci-après ;
— ablation de cathéters centraux ;
— cures de sevrage ;
— cures de sommeil ;
— enveloppements humides d'indication psychiatrique.

Art. 6. — L'infirmier participe en présence d'un médecin à l'application des techniques suivantes :
— première injection d'une série d'allergènes ;
— premier sondage vésical chez l'homme en cas de rétention ;
— enregistrement d'électro-cardiogrammes et d'électro-encéphalogrammes avec épreuves d'effort ou emploi de médicaments modificateurs ;
— prise et recueil de pression hémodynamique faisant appel à des techniques à caractère vulnérant autres que celles visées à l'article 4 ci-dessus ;
— actions mises en œuvre en vue de faire face à des situations d'urgence vitale ;
— activités au sein d'un bloc opératoire en tant que panseur, aide ou instrumentiste. Ces activités sont exercées en priorité par un infirmier titulaire du diplôme d'Etat d'infirmier de bloc opératoire ;
— préparation, utilisation et surveillance des appareils de circulation extracorporelle ;
— pose de plâtre ou autre immobilisation ;
— transports sanitaires urgents entre établissements de soins, effectués dans le cadre d'un service mobile d'urgence et de réanimation ;
— transports sanitaires médicalisés du lieu de la détresse vers un établissement de soins, effectués dans le cadre d'un service mobile d'urgence et de réanimation ;
— sismothérapie ;
— insulinothérapie.

Art. 7. — L'infirmier anesthésiste diplômé d'Etat et l'infirmier en cours de formation préparant à ce diplôme sont seuls habilités, à condition qu'un médecin puisse intervenir à tout moment, à participer à l'application des techniques suivantes après que le médecin a examiné le patient et a posé l'indication anesthésique :
— anesthésie générale ;
— anesthésie loco-régionale et réinjections dans le cas où un dispositif a été mis en place par un médecin ;
— réanimation per-opératoire.

A titre transitoire, les infirmiers qui établiront que, antérieurement au 15 août 1988, ils participaient, sans posséder le titre requis, à l'application des techniques mentionnées à l'alinéa précédent sont habilités à poursuivre cette participation jusqu'au 15 octobre 1994.

Art. 8. — En l'absence du médecin, l'infirmier est habilité, après avoir reconnu une situation comme relevant de l'urgence, à mettre en œuvre des protocoles de soins d'urgence préalablement écrits, datés et signés par le médecin responsable. Dans ce cas, l'infirmier accomplit les actes conservatoires nécessaires jusqu'à l'intervention d'un médecin. Ces actes doivent obligatoirement faire l'objet, de sa part et dès que possible, d'un compte rendu écrit, daté, signé et remis au médecin.
Lorsque la situation d'urgence s'impose à lui, l'infirmier décide des gestes à pratiquer en attendant que puisse intervenir un médecin. Il prend toutes mesures en son pouvoir afin de diriger le patient vers la structure de soins la plus appropriée à son état.

Art. 9. — Selon le secteur d'activité où il exerce et en fonction des besoins de santé identifiés, l'infirmier propose, organise ou participe à des actions :
— de formation initiale et continue du personnel infirmier, des personnels qui l'assistent et éventuellement d'autres personnels de santé ;
— d'encadrement des stagiaires en formation ;
— de formation, de prévention et d'éducation, notamment dans le domaine des soins de santé primaires et communautaires ;
— de recherche dans le domaine des soins infirmiers.

Il participe à des actions :
— de prévention et d'éducation en matière d'hygiène et de santé individuelle et collective, notamment pour ce qui concerne la lutte contre les maladies sexuellement transmissibles, le syndrome d'immunodéficience acquise, le cancer, les toxicomanies, l'alcoolisme, le tabagisme, la maltraitance, les accidents du travail et accidents domestiques ;
— de dépistage des troubles sensoriels, des handicaps ou anomalies du squelette, des maladies professionnelles et des maladies endémiques ;
— d'information sexuelle et d'information dans le domaine de la santé mentale ;
— de recherche en matière d'épidémiologie, d'ergonomie, d'hygiène et de sécurité.

Il participe également à des actions de secours, de médecine de catastrophe et d'aide humanitaire, ainsi qu'à la concertation avec les membres des autres professions de santé ou des professions sociales en vue de coordonner leurs interventions, notamment dans le domaine des prélèvements et des transplantations d'organes ou greffes de tissus.

Art. 10. — Le décret n° 84-689 du 17 juillet 1984 modifié relatif aux actes professionnels et à l'exercice de la profession d'infirmier est abrogé.

NOUS AVONS MIS A VOTRE DISPOSITION UN OUTIL DE TRAVAIL PRATIQUE, ADAPTÉ A VOS ÉTUDES.

AVEC VOTRE AIDE NOUS POURRONS ENCORE L'AMÉLIORER

ÉCRIVEZ-NOUS :

SIGNALEZ TOUTE CORRECTION ÉVENTUELLE A APPORTER

INDIQUEZ LES MATIÈRES OU LES POINTS QUI VOUS SEMBLENT A DÉVELOPPER

FAITES-NOUS PART DE VOS SUGGESTIONS

ENVOYEZ-NOUS VOTRE COURRIER A L'ADRESSE SUIVANTE :

ÉDITIONS HEURES DE FRANCE
16, RUE DES VIGNETTES - 78770 THOIRY

Achevé d'imprimer sur les Presses de VANDEN S.A.
44360 LA PAQUELAIS - Tél. 40 57 36 69
Dépôt légal mai 1994